紫图图书 出品

美食課

四

徐文兵 著

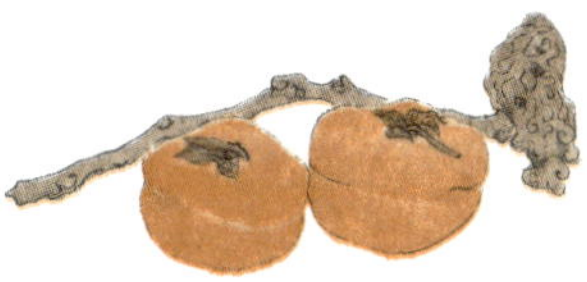

科学技术文献出版社
SCIENTIFIC AND TECHNICAL DOCUMENTATION PRESS
·北京·

图书在版编目（CIP）数据

美食课. 四 / 徐文兵著. -- 北京：科学技术文献出版社，2024. 10. -- ISBN 978-7-5235-1580-8

Ⅰ. R155.1

中国国家版本馆 CIP 数据核字第 2024H48C84 号

美食课. 四

策划编辑：王黛君　责任编辑：韩晓菲　张　琳　责任校对：张　微　责任出版：张志平

出版者	科学技术文献出版社
地　址	北京市复兴路 15 号　邮编 100038
编务部	（010）58882938，58882087（传真）
发行部	（010）58882868，58882870（传真）
邮购部	（010）58882873
官方网址	www.stdp.com.cn
发行者	科学技术文献出版社发行　全国各地新华书店经销
印刷者	艺堂印刷（天津）有限公司
版　次	2024 年 10 月第 1 版　2024 年 10 月第 1 次印刷
开　本	710×1000　1/16
字　数	188 千
印　张	13.5
书　号	ISBN 978-7-5235-1580-8
定　价	65.00 元

目录

第4章 补益肺和大肠的根茎类食物

第5章 秋季要滋阴润燥

第9章 补益肺气的瓜

第10章 秋天还能吃什么？

第13章 秋分北方膳

第14章 秋分南方膳

第15章 寒露北方膳

第16章 寒露南方膳

第17章 霜降北方膳

第18章 霜降南方膳

第 1 章

不要小看大米，我们是把它当药来用的

我们都说吃大米就是吃饭，怎么跟食疗扯上了？大米色白，我们把它归到补肺和大肠。大米嚼的时间长一点儿，你会觉得它偏酸。所以按中医的理论来讲，就是酸味补肺。

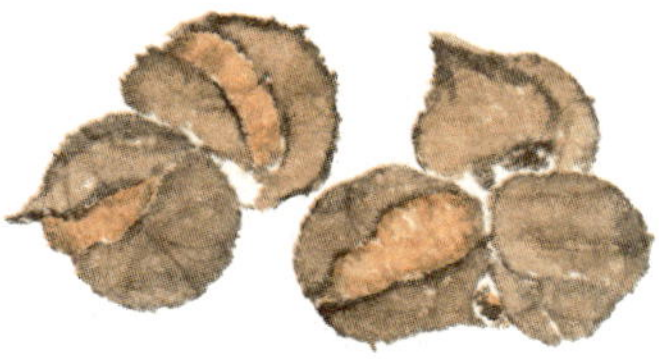

1 贴秋膘：有意识地摄入一些动物性的油脂和脂肪

我给大家讲过，我们现在用的是四季的历法，也叫四分历，就是春、夏、秋、冬。这跟古代的历法是有区别的，古代用的是十月历，也叫十日历，就是一年分十份，每两份算一季，所以有了甲、乙、丙、丁、戊、己、庚、辛、壬、癸。甲、乙属于春天，属于木；丙、丁属于夏天，属于火；戊、己属于长夏，湿气比较重，就是暑伏天；庚、辛属于秋天，属于金；壬、癸属于冬天，属于水。这是古代的十分法，现在失传了，中医的五行就是这么来的。

按现在的四分历法，其实立秋以后的天气还很热。所以人们就造出一个“秋老虎”的概念，又造出一个“末伏”的概念。其实过了处暑以后，天气才真正凉爽起来。

秋天的特点是肃杀、凄凉，而且气候偏燥。从夏天到秋天或从长夏到秋天过渡的这段时间，外界还有点热邪或暑热的残余，我们一般称之为热燥。接近秋天的末尾，到了十月份的时候，外界温度下降，气候干燥，我们一般称之为凉燥。

暑湿的特点是湿热、蒸腾、黏腻，分不清楚；燥的特点明显就是水分的缺失。我们说秋高气爽，爽就是因为空气的湿度降低了。所以我们在饮食特点上要兼顾这一点，吃一些滋阴润燥的东西，老百姓讲贴秋膘。为什么贴秋膘？就是因为在夏天的时候，我们的热都在外面，跟暑湿对抗，肚子是凉的，人也没什么胃口；到了秋天，气候变得干燥，阳气开始回收，这时人的肠胃功能就会逐渐增强，想吃、能吃一些油腻的东西，这就有了贴秋膘的说法。

人不能叫膘，动物身上有毛，毛底下有皮，“皮之不存，毛将焉附”，皮底下有什么？有膘，就是皮下脂肪。人不能说皮下有膘，而是皮下有肤。我们现在总是皮和肤不分，肤是什么？就是皮下脂肪，“肤如凝脂”说的就是这个。

所以，贴秋膘就是有意识地摄入一些动物性的油脂和脂肪，让自己的皮下脂肪变得充盈起来。充盈起来的目的是什么？提高自己御寒、抗风和抗邪气的能力。现在人们总说以瘦为美，其实就是把自己减得皮下无肤，没有了能量和物质的储存，人就弱不禁风。

我见过那些练健美的人吃一些化学药物，让自己的脂肪燃烧掉，剩下全是腱子肉，就是那种死肉。这种人抗病能力极其差，非常容易感冒。为什么？皮下无肤。所以，不要把皮下脂肪当成坏东西，那是保卫你身体不受邪气侵扰的一个重要屏障。

我治疗过的一些刻意减肥、辟谷、绝食的病人。我印象特别深，有一个一米八几的大小伙子，减到最后瘦骨嶙峋。我掀开他肚子一看，拎起他的皮跟我的学生说：“这就是典型的有皮无肤。”他在夏天还要带一个神功元气袋，稍微有点儿风他就要拉肚。所以到秋天，大家要顺应天时，第一要滋阴润燥，让自己变得滋润；第二要适当增加一些肉食的摄入，让自己的皮下脂肪变得充盈。

秋天的主要味道是什么？是酸味。春天，我们要吃一些辛散的食物，借助春天肝气的生发，吃一些冒芽的食物；夏天，我们要吃一些咸味的食物，因为我们出了很多汗，要吃一些绿叶菜；长夏，我们要吃一些味道甘淡的东西；秋天，我们要吃一些酸味的东西，让气变得内敛、内收，收敛神气，要吃一些植物的根茎类，比如土豆、红薯、藕，它们都是块茎，不是根。这是我们顺应天道，人与自然相应的饮食规划。

秋天的主食应该吃什么？回忆一下，我们说春天吃麦子，夏天吃黍子，吃高粱，吃红颜色的秫米。到了长夏，我们吃黄色的小米、糜子。到秋天吃什么？白色的稻子，就是稻谷。我们现在普遍认为，稻子就是南方的东西，其实大家不知道五千年、八千年以前，气候与现在是不一样的，北方也是湿润的。

有一天我跟中国人民大学历史考古的教授韩建业先生聊天，他们在甘肃庆阳的南佐发掘出一处大概五六千年前的大型历史遗存，里面有大量祭祀用的稻谷、黍、粟，同时也有大量的稻谷，所以不能说稻谷就是南方的。而且我们平时一说大米或水稻，就以为是有水的地方才有，其实也有旱稻。

2 水稻的分类

稻，我们叫稻谷，是五谷之一。分类的方法有很多，我详细讲一下水稻的分类。

根据生长环境、土壤来分类

首先，根据稻的生长环境、土壤来分类，我们一般将其分成 3 种，分别为水稻、旱稻和碱水稻（可以生长在盐碱地的稻谷）。我们平时说的就是水稻，绝大部分好吃的稻谷生长在有活水的地方。有段时间人们鼓励在稻田里放养鲤鱼等各种淡水鱼。苏的繁体字“蘇”就是草字头底下一个鱼，还有禾苗的禾。生长在活水里的水稻，最符合稻的特性，第一偏寒，第二偏湿。

在旱地生长的稻谷，是水稻的另一个品种。它在播种的时候需要水，在成长期对水的需求量不是那么大。但很明显旱稻的口感、营养价值和质量比水稻差一点。

碱水稻是中国的一大发明，通过育种、杂交，培养种植，这种水稻能长在盐碱地里。我们平时说有 18 亿亩耕地的红线，很多地方是山地，没法种粮食，很多地方是盐碱地，也没法种粮食。而我们选育出来的碱水稻，能很好地在盐碱地的环境里生长，解决了粮食短缺问题。

根据播种时间来分类

第二种就是根据稻的播种时间分类。稻谷可以在有水的地方生长，也可以在没水的地方，但它不能生长在海拔特别高的地方。比如北方也种植水稻或旱稻，东北的大米也很好吃。北京稻香湖的水稻也很好吃。以前还有个挺好的品种叫京西稻，北京的西边出产这个水稻。在天津有小站稻，我们小时候吃的米就是小站米。所以稻谷的生长跟水的关系不大，但对海拔的要求是一定要低，没听说过一个高海拔的地方能种植水稻，除非是温度、湿度、水特别好。宁夏有小江南之称，有些地方也可以种植水稻。

根据播种时间的不同，稻谷可以分为早稻、中稻和晚稻。早稻是在清明前后播种，四个月以后就可以收，收了以后可以再种一季晚稻，有的地方是同一块地一起种，种完早稻以后可以收晚稻，一年两熟。中稻播种的时间介于早稻和晚稻之间，中稻一年只能种一次，因为前面两头都不搭，所以可以跟其他粮食作物混种。稻谷一年两熟的地方粮食产量比较高，所以地方经济较其他地方富庶。比如，山西基本上是高原，但在河东，就是运城周围，地势就偏低，地势偏低的地方就可以一年种两季稻谷。所以河东的文化、经济就比晋中、晋北这些高原干旱地区发达得多。

但这里面有个问题，土壤的肥力是有限的，一片土地一年种两季稻谷，还能种出庄稼，收到粮食，所以这个粮食的营养价值也就偏低。东北大米好吃是因为：第一，它是黑土地；第二,一年种一季。这里面也有个悖论，既要产量高，又要质量高，就产生了一个不可调和的矛盾。

根据好吃程度、营养价值来分类

第三种就是根据稻谷的好吃程度或口感、营养价值来分类。一般可将其分成3种：第一种叫籼稻；第二种叫粳稻，我们叫粳米；第三种叫糯稻，糯稻就是我们包粽子、做年糕用的品种，北方人也叫江米。

籼稻的特点是颗粒偏大，淀粉含量高，蛋白质含量偏低，而且它们互相不黏连。我去巴基斯坦访问，他们的米都是一粒一粒的，颗粒分明。粳稻就好一点，蛋白质含量高一点，互相有点黏连，口感也比较好。糯稻就不用说了，蛋白质含量更高，吃起来更黏、更腻。

说稻谷的品种，我是外行，可能有成百上千种。但我们的农业科学家们一直致力于利用各种稻谷的特点，进行杂交、育种，并成功选育出一种抗病虫害，抗倒伏，产量高，口感尽量好的稻谷。在这些农业科学家中最著名的就是袁隆平先生。袁隆平先生一辈子致力于提高稻谷的产量，我们以前讲北方的莜麦、秫米的产量是一亩几百斤，袁隆平先生的团队选用的这种水稻，可以一亩地产1500公斤，也就是3000斤。稻谷的产量大幅度提高，也带来了一个问题——产量高了，粮食的营养价值怎么样？

我们小时候吃的都是粗粮，大米、白面算细粮，能吃上大米饭就很高级。我是北方人，一般都是吃面食，比如玉米面、高粱面。我上大学的时候北京中医学院招生，尽管它是全国重点大学，但招生偏北方。南方人都去上海中医学院、南京中医学院学习了。所以我们本科时的南方同学不多，但有南方同学考到北京中医学院读研究生。我们那会儿的主食就是面食，南方同学吃不惯，我看有几个南方来的同学一边吃一边掉眼泪，他们吃不上大米是一个问题。很多以大米为主食的人，如果一天不吃大米，就跟没吃饭一样，或者没法大便。所以这也是一个肠道菌群和饮食习惯，还有消化液分泌的问题。

大米算细粮的原因，一个是它口感好，另一个就是大米不像小麦、白面一样需要发酵才好吃，大米直接蒸熟了就可以吃，这是它的一个特点。我以前讲过为了保存大米的活性，让它不被风化，防止营养流失，最好的方法就是连着它的稻壳一起储存，日本就是这样的。在日本的一些小城市的街头还有精米机，这种机器可以把带稻壳的大米脱壳变成精米。比如你扛十斤、二十斤的稻谷，往机器里投一个硬币，把带稻壳的稻谷倒进入口，然后它会转，在另一个出口你拿袋子或篮子接，出来的就是刚磨好的精米，我们就叫大米。这种大米的口感、营养特别好，因为它在几分钟之前还是生命，是还带着生命之气的，你把它扔到土里就能发芽。

我建议家庭条件好一点的就这么吃大米，选自己爱吃的大米品种，以稻谷的形式储存在家里干燥、通风、凉爽处。现吃现磨，也别天天磨，一次磨一个月的，二三十斤大米就行，在那儿放着，吃完了再磨。这就是生气，生命之气最高级，营养价值也高。如果是头年的新米这么放着，今年现脱壳现吃，效果会更好。

大米除了蒸、煮、熬着吃以外，还能做成米粉。我作为北方人以前不知道米粉、米线到底是什么，后来才知道就是拿大米磨成面，然后做成的米条。这等于是帮助了消化，因为大米是颗粒状的，你把它磨成粉，脾胃更容易消化吸收。

米粉的特点是它的吸附力特别好，无论把它跟什么食材炒在一起，它都能把其他食材的味道吸附在里面。吃到肚子里也很舒服，很好消化。

我前面说过了，大米的湿气比较重，所以我们做大米的时候，要先煮一道，过滤了水，再把剩下的大米蒸熟，这样可以有效去除大米的湿气。

3 大米的食疗和药用价值

下面补充一下大米的食疗和药用价值。

我们都说吃大米就是吃饭，怎么跟食疗扯上了？大米色白，我们把它归到补肺和大肠。大米嚼的时间长一点儿，你会觉得它偏酸。所以按中医的理论来讲，就是酸味补肺。肺主皮毛，所以肺和大肠虚弱的人的皮肤干燥、脱屑，毛发干枯、分叉，腋毛不是黑油亮的，就跟被火燎过一样。

我们诊断肺气、肺津或肺血虚弱的标准有 5 个：①干燥；②消瘦（我们叫羸瘦）；③干咳咯血；④大便量少或大便燥结，甚至还有点儿便血；⑤说话有气无力。一些久病或大病的人出现上述表现时，我们就可以给他们用一些补肺气、补肺津的食材和药材。

《伤寒论》里有一个著名的方剂——白虎汤，里面的君药其实就是大米，也叫粳米。用粳米半升或粳米几合（一合 =0.1 升 =10 勺），再煮上石膏、知母和甘草，就叫白虎汤。如果病人气虚得很厉害，高烧、出大汗、烦躁、干渴，喝水还解不了渴，我们还有白虎加人参汤。

在 20 世纪 50 年代，石家庄流行乙型脑炎，当时的著名中医蒲辅周老先生就用白虎汤挽救了很多患儿的生命。

除白虎汤中用粳米外，我们治疗一些大肠疾病（比如慢性炎症或虚损症），所用的附子粳米汤中，也有粳米。

用粳米来熬粥，第一能提高矿物药的溶解度；第二能保护胃肠道的黏膜不受损伤，更有利于药物的消化和吸收。所以，不要小看粳米，我们是把它当药来用的。

我们平时感觉南方人长得比较水灵、细嫩，头发也黑，其实跟南方人的饮食有关系。南方人到了北方，受不了北方的干燥，要经常补水。其实补水不是只喝水就能解决的，一定要提高身体津液的质量才能达到补水的目的。所以南方人到了北方，如果还能天天吃到很好的大米，就可以很好地平衡和补充水分。北方人到南方就更不用说了，受不了潮，而且北方人吃大米总觉得胃酸，这时就可以吃炒饭，把大米过一下油，或者在焖大米的时候放点儿香料。

第 2 章

秋天的饮食选择

顺应秋天的气候特点和人的身心变化，我们应该吃一些能滋阴润燥的肉类。首先推荐的是水禽，禽类是太阳鸟，随着太阳北归和南移。每天早上醒来，鸟叫鸡也叫，叽叽喳喳，所以禽类跟太阳有关。

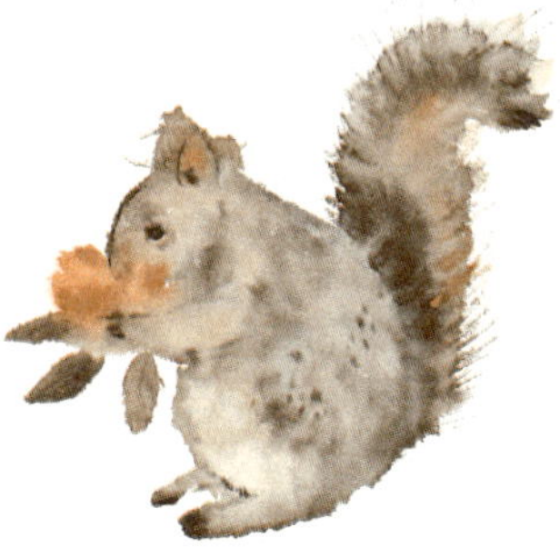

1 在秋天补充动物蛋白，推荐水禽

下面说一下秋季肉类的选择。夏天吃鸡肉，长夏吃牛肉，秋天呢？查一下《黄帝内经》，里面写的是吃狗肉。

重申一下，很多人养宠物，我们吃的狗肉不是家养的宠物狗。古代有一种狗叫菜狗，专门用来做食物，不多说了，因为狗肉不是很普遍。

顺应秋天的气候特点和人的身心变化，我们应该吃一些滋阴润燥的肉类。首先推荐的是水禽，禽类是太阳鸟，随着太阳北归和南移。每天早上醒来，鸟叫鸡也叫，叽叽喳喳，所以禽类跟太阳有关。

禽类也分阴阳，不沾水的偏热，沾水的偏滋阴润燥。所以，**在秋天补充动物蛋白，我推荐水禽，最常见的水禽就是鸭子、鹅。**更推荐的制作方法如下：若让它滋阴润燥，就不选烤鸭，而是炖老鸭汤，做咸水鸭、姜母鸭。

我还推荐吃一些江鲜、海鲜。秋天什么东西下来了？螃蟹！螃蟹是秋天最应景的一个食材，但你得会吃。螃蟹的肉裹在它的壳里，壳相当于它的骨头，吃螃蟹肉其实就是在敲骨吸髓，这是补充阴液最好的方式。但前提是什么？你能化得了它。你化得了它，它就会滋养你的阴液；你化不了它，它就会让你过敏。

2 秋天补肺气最好的食材——长条山药

下面我说一下秋天的“五菜为充”，就是吃一些根茎类的东西。介绍一下补肺气、滋肺阴、养肺血的食材，也是药材。

秋天补肺气最好的食材，第一要选长条山药，又叫薯蓣，它和我们吃的山药蛋、马铃薯完全是两个品种，山药蛋是救饥荒的食物，产量大，可以用来做粉条、炒土豆丝，药用价值并不是很大。相反，山药的食疗和药用价值非常可观，可以用它来补肺气、滋肺阴，治疗一些虚损的疾病。

张至顺老道长给我讲大五谷，种子长在脑袋上的叫火谷，尽管水稻长在水里，是偏凉性的，但它的种子还是长在头上的，属于火谷，能鼓舞心气。补肺的这类谷子叫金谷，老道长说金谷是藤蔓类植物结的果实。现在说的山药，就属于草本藤蔓类的多年生植物。

我们在山上采药的时候见过山药的苗，它攀附在其他树上生长，自己的根在地中插得很深。山药在最早的医学经典《神农本草经》上就有记载，说它能治疗虚损虚羸，还可以治疗毛发干枯、皮肤干燥。

《神农本草经》中说它“主伤中，补虚羸，除寒热邪气，补中，益气力，长肌肉，强阴”。“强阴”不是说强大生殖功能，而是指它能滋补人的津液。后世的记载基本离不开《神农本草经》对它的描述，主要是“治虚劳羸瘦，充五脏（臓），除烦热”“补五劳七伤，去冷风，止腰痛，镇心神，安魂魄”“强筋骨”，……特别是炒了以后能治拉肚子，因为山药本性是微酸的。

李时珍总结了山药的功能。第一，它不是补肺气，而是补肾气，因为在著名的补肾方子金匮肾气丸里用到了山药，这是李时珍理解错了。金匮肾气丸中主要补肾的药是里面的干地黄，它是主药，占了八两。配伍组成是“地八山山四，丹苓泽泻三”——干地黄八两，山药、山茱萸肉各 4 两，牡丹皮、茯苓、泽泻各 3 两。另外还有桂枝、附子各 1 两。

为什么补肾气要加山药呢？中医治疗有个规则叫虚则补其母，意思是如果肾气虚了，要从上游找它的妈妈，把它的妈妈补强壮，母肥子壮，这时就要补肺气。所以金匮肾气丸里有三味药是补肺气的，分别是山茱萸、山药，还有宣肺气的牡丹皮。这是虚则补其母的办法。李时珍说它直接补肾气，不大对。

第二，李时珍说山药健脾胃。我反复强调过，当一个人因发高烧消耗自己的津液以后，大病初愈，绝对不能吃高蛋白、高营养的食物。有人说熬小米粥，其实小米粥他都消化、吸收不了，这时一定要熬山药粥或煮山药的水给他喝，先把肺气补起来，把大肠菌群培养起来，先吃块茎，再吃五谷。

第三，李时珍认为山药能化痰涎。其实这不一定。山药非常好，但有痰湿的人还是要少吃，因为山药有点儿黏腻，有滋补的作用。最后，李时珍说山药润皮毛，这是真的，经常吃山药的人身上的皮肤会变得光滑润泽，头发也会变黑。所以拿山药做面膜、做洗液，都是可以的。捣生山药，敷在身体一些无名的疮疡肿毒上，也是可以的。

山药最著名的出产地在怀庆府，就是现在河南焦作这一带，处在太行山脚下黄河边上。这里土壤比较肥沃，有四种特别有名的药物——怀山药、怀牛膝、怀菊花、怀地黄，统称为“四大怀药”。

山药的吃法

接下来介绍一下山药的吃法。我第一次生吃山药是在日本，大概是 2002 年去美国的时候路过日本，去东京看我妹妹。她在家给我做饭切了一盘山药（把生山药刮去皮，切成块儿放在盘子里）。山药比较嫩，也比较多汁，捞起来还能拉出丝。我说：“这是什么？”她说：“这是山药。”我说：“山药还能生吃？”她说：“能生吃。”然后我就尝了一块，真的很好吃，没有异味，它有一种黏性，有一种拉丝的感觉，但咬到嘴里还是脆的。

现在有些饭馆也上这道菜，但会再放点蓝莓果酱增味，其实什么味都不用加就很好吃。在日本还有一种生吃山药的方法，就是把生山药捣成泥，再卧个生鸡蛋（经过灭菌、消毒的鸡蛋）。大家可以尝试一下。

我一般建议将山药蒸着吃，最好洗干净，连皮带须一起吃。山药是它的块茎，须才是它的根。

除了生吃外，山药还有一种吃法就是煮粥喝。我反复说过一个叫“一味薯蓣饮”的方子，这是我们的祖师爷张锡纯老先生传下来的。他治疗一些特别虚弱的，食欲不好的病人，就用一味薯蓣饮。不拘时日，病人只要渴了，想喝水，就煮好山药让他喝。喝到最后，病人的胃口恢复了，肌肉充盈了，皮肤也变得光滑，有弹性了。

最早在《医学衷中参西录》上看到张锡纯老先生的这个医案，我还有点不大相信。因为我知道山药块茎里就是一点淀粉，蛋白质也不多，怎么可能让人长出肌肉？后来发现还是格局小了，眼光浅了。山药先培养的是肺气，然后滋补大肠的阴液，改善了大肠的营养环境，使得很多益生菌在大肠里被培养出来。这时再吃其他饭，大肠就能化腐朽为神奇把它转化成肾精。

所以我将山药粥推荐给大家。痰湿过多的人就算了，建议阴液不足、皮肤干燥、毛发焦枯的人多吃一些山药，可以蒸着吃，煮着吃，当然也可以炒着吃（如果病人拉肚子很厉害，就要吃炒山药）。

3 杏仁：一味非常好的补肺气、润大肠的药

给大家介绍的第二个很好的药材，也是食材，就是杏仁。其实我们对它的印象大多来源于很多书上的介绍：苦杏仁分解会出现氢氰酸，剧毒且致命，所以苦杏仁有毒。但我们要明白一点，杏仁分两种：一种叫甜杏仁（南方）；另一种叫苦杏仁（北方）。一般药用选苦杏仁，食用选甜杏仁。

杏仁的皮和尖的部分有毒成分最多，所以我们炮制杏仁的时候，一般都要去皮、去尖，有时还要炒一下。南方人煲汤很有经验，他们会用开水把杏仁焯熟，让高温破坏杏仁的毒性，使其毒性减弱。

杏树是我国很古老的一个树种，《黄帝内经》里讲“五果为助”的时候就提到了杏。吃杏主要吃的是果肉的部分，因为杏花开得比较早，大概没到立秋杏就熟了。一般在暑伏天杏子就特别黄，也基本到麦收的季节了。古代专门有一种颜色叫杏黄。杏生长在北方，耐旱、耐寒，所以成了一个很好的经济作物。

我妈的老家在大同阳高县，一个著名的特产就是阳高大杏。我小时候吃过杏，当然吃得更多的是由杏晒成的杏脯、杏干，想起来就酸得很。回到我妈的老家村里，看人们砸杏核，把杏仁取出来卖给药店。

中医有一个著名的故事，就是杏林。三国时期，江南有位名医叫董奉，他给穷苦人看病不收钱。他说：“我不收钱，如果病好了，我这里有片空地，你买一株杏树苗栽上；如果你得大病好了，就买五株。”最后这片空地蔚然成林。所以古人把医术高明、医德高尚的人叫杏林高手。

董奉让病人种杏不是为了观赏，而是将杏卖钱，接济周围的穷苦人。所以医生行侠仗义是历来已久的传统。

中医对水果有个评价：“桃饱人，杏伤人，李子树下埋死人。”杏、桃、

李子都属于蔷薇科的树种结出来的果实。果肉就是解解馋，尝一口吃吃酸味就得了，真正有营养价值、对人体好的藏在硬的核里。

那杏仁有什么作用呢？大家记住，杏仁是一味非常好的补肺气的药，可以用来治疗一些虚性哮喘。用杏仁配合一些宣散的药物，比如麻黄，麻黄宣肺，杏仁补肺，还能起到反佐的作用。著名的方子麻黄汤就是由麻黄、杏仁、桂枝、甘草组成。还有一个治疗喘的方子叫“麻杏石甘汤”，就是用石膏清肺热，用杏仁补肺气。

杏仁还有润肠通便的作用。古代有个著名的方子叫“五仁丸”，就是以杏仁为主药，由杏仁、桃仁、柏子仁、松子仁、郁李仁、陈皮组成。另外，以前人们美容护肤涂抹的脂、霜，都有杏仁的成分。

我们今天吃的杏仁，主要是甜杏仁。我们现在喝的某著名品牌的杏仁露就有甜杏仁，但我不太了解是否加了其他成分，所以我们平时可以在家冲一杯杏仁粉喝，也有很好的滋阴润燥补肺的作用。

还有一个著名的吃法，就是杏仁豆腐。杏仁豆腐是一个甜品，口感非常好，而且气味也非常独特，一闻就知道是杏仁。

北京的腌咸菜里会用到甜杏仁，肯定是剥了皮的，一般切成两半，在诸多咸菜里出现几粒白色的脆嫩的补肺的杏仁。原理是什么？咸的东西都容易泻肺气，如果狗吃了很多人吃的饭，味道咸，狗就会脱毛。所以，杏仁的出现是对咸的牵制、反佐。

第3章

一定要吃应季的、当地的、自然成熟的水果

《黄帝内经》里“五果为助”的“果”讲得都是干果，没有一句话说水果。但到了秋天，我们要滋阴润燥，可以尝一尝应季的水果。

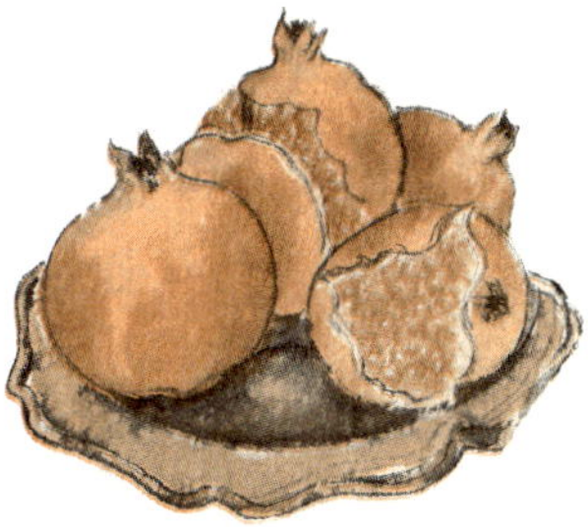

1 秋天主要强调的饮食滋味：酸

春天的时候，我们强调辛味，它是发散的、开放的、舒张的，有辛热、辛凉、辛香。夏天就是咸味，热烈、火热。到了长夏，我们强调甘淡的味道。春生夏长，秋收冬藏，到秋天就要收敛、含蓄，主要强调的饮食滋味，是酸的味道。

我们平时生活中的酸味来源有哪些？首先主要来自新鲜的水果，比如柠檬，我第一次吃生蚝的时候，撬开生蚝挤点柠檬汁，是酸的，但酸得不那么深刻，还有苹果醋、西瓜醋。中国古代有一个传统吃法，把梅子腌制，取它的酸味，但这取的不是新鲜的酸，而是腌制的酸。想得到一种深刻的酸，要利用微生物把食物发酵。

中国最有代表性的酸味调味品就是醋。醋的左边是酉，代表发酵的意思，跟酒一样；右边是昔，昔是指二十一日，二十一日代表发酵的天数，醋搅拌以后发酵出酸味需要二十一天。另外，醋还写成酢，日本还在用这个字，这是中国古代的一个写法，强调发酵的意思。

我曾专门到山西清徐、太原、汾阳参观了酒厂和醋厂，看到发酵程序觉得挺有意思，酒和醋发酵的原料是一样的，但用的曲不一样，工艺稍有区别。酒有火热之性，需要放到山洞这种阴凉的地方储藏，而醋需要在太阳底下暴晒。制醋还有一步工艺——冬天让醋缸里结冰，然后把冰捞出来，醋就会逐渐浓缩，到最后就变成糕糊状。我们所说的老陈醋，其实就是以前山西人为了长途旅行方便，带着的这种浓缩、精炼的醋。

先不讲发酵的醋，本章的主题是水果。**水果酸甜、酸甘，适当吃其实对人体有非常好的作用，但吃多了会对人体造成一种伤害。**应季的、新鲜的、自然成熟的水果是最好的，我建议大家在当地适当地摄取一些。

水果里有一种非常强烈可以对胃肠道产生刺激的酶，这种酶能分解动物的蛋白质和脂肪，比如现在流行的嫩肉粉，其主要成分就是从木瓜里提取的一种消化蛋白酶。其实所有的水果里都有这种酶，没熟的水果或捂熟的水果中这种酶最多，吃这种水果对身体的伤害最大。

2 梨：秋天首选的应季水果

秋天首选的应季水果是梨。大家肯定都吃过梨，梨也是蔷薇科的植物结的果实，梨花开得很美，全是白花，但梨花有个特点，自身授粉结不了多少果，最好是成林成片，有蜜蜂、蝴蝶给它异株授粉，这样结的果比较好，产量会比较高。

下面说一下梨的药用和食用价值。为什么叫梨？梨就是利，吃完以后容易拉肚子，所以古人讲生吃梨祛热。如果你是热性的体质，又受了风热或邪热，就可以生吃梨以清热。另外，熟梨还可以滋阴润肺。所以，梨是一个治疗燥咳，治疗肺纤维化相关疾病特别好的食材。

有一本书叫《千金食治》，里面说梨能“除客热气，止心烦”；《唐本草》说梨能治疗热性的咳嗽，还能止渴。我考察了历代本草，包括一些食疗本草记载的有关梨的论述，梨主要是适用于阴液缺乏、身体干燥，体内有虚火的人。所以《本草纲目》总结梨能润肺凉心（凉心就是去心火），消痰降火（消的是燥痰。如果你本来就痰声辘辘，一肚子痰涎，不要吃梨），解疮毒（也有外用的成分），解酒毒（喝完烧酒以后浑身燥热、阴液匮乏的状态，吃口梨或熬梨汤喝，效果是最好的）。

梨滋阴润燥的效果是最好的，我们用中药方剂治疗一些风温或燥结证的时候，会加一些梨皮进去。我学了《温病条辨》以后，发现古人真是用梨来做药，把食材变成药材。

给大家举几个例子。一个是《温病条辨》里说梨能治疗太阴温病（太阴指肺，也指脾）。病人高烧不退，疾病缠绵不愈，口渴得不行。《温病条辨》里说用甜水梨大粒一枚，切得薄薄的，放在刚从井里打出的凉水里，浸半天后捣成果汁，病人只要口渴就给他喝。其实这就是冰镇梨，给病人应用前一定要辨证清楚。

另外《温病条辨》还推荐了一个更复杂的补充人体津液的方子，叫“五汁饮”，治疗太阴温病，病人口渴得特别厉害的症状。如果病人的痰是黏腻的、结块的、不好往出吐的，这时要用“五汁饮”——梨汁、荸荠汁、芦根汁、麦冬汁和藕汁。如果这些还不够，可以加点甜的甘蔗汁，它们都是从植物里挤出来的最精华的东西。只要病人口渴，临时斟酌多少和匀凉服。如果病人胃寒，不想喝凉的，可以用隔水汤炖热喝。这是一个很好的补津液的方法，比直接输液好得多。

中医治疗消渴（糖尿病）通常用江南雪梨、香水梨或鸭梨，将其用蜜熬汁，用水调着给病人喝。但现在都不让糖尿病人吃水果，认为吃水果会加重糖尿病。其实糖尿病人是血液里的糖分多，而细胞里的糖分不够。很多糖尿病人出现皮肤溃烂的情况，是因为细胞里缺糖，这时用白糖水浸好纱布外敷，伤口反而愈合得快。

另外，到秋天我们熬一些秋梨膏喝，也能够滋阴润肺。还有治疗久治不愈的咳嗽，在碗里放上一个梨，把中间掏空，将贝母碾成粉放进去一起蒸，蒸熟了以后连贝母粉带梨一起吃，治疗燥咳、干咳、咳血的效果是非常好的。

但古人也强调了，如果吃梨只看其功不看其害，这是错误的。肺寒咳嗽者，脾家（腹部）泄泻者，腹痛冷积者，寒痰痰饮者，女人产后，胃冷呕吐者，都不要吃梨，否则会引起更大的不适。相反，经常抽烟、喝酒，体内有热的人，吃点梨还是有好处的。

梨最好吃的部分是梨核。我听说有人专门收集梨核吃，我觉得这是高手，他/她深得饮食滋味。

以前唱京戏、说评书、说相声的人，睡觉前嘴里都含一片梨，第二天早晨拿出来如果梨黑了，就说把自个嗓子里的火气拔出来了。胡说八道！不放嘴里，放桌上它也会黑。难道是把桌子上的火拔出来了吗？不是。

从古到今，梨都是一个保护嗓子、滋阴润燥的水果。很多人的毛发干枯，吃梨也是有帮助的。

除了梨以外，酸味的水果还有很多，比如苹果、沙果、沙棘等，它们都是能在秋天给人滋补阴液的水果。

大家记住，**吃酸太多就会对肝造成抑制和损害。所以我们学美食课学到了什么？学到的东西就是“不一定”。**要想一想，东西好不好？什么时候吃？给谁吃？在哪吃？什么样的心情下吃？

3 苹果：诱惑之果

陶弘景写的《名医别录》里就说苹果吃多了会让人腹胀，如果病人这么吃会加重病情，“病人尤甚”。《金匮要略》里也有写，吃水果类的东西多会令人生疮。我在临床上看到很多年轻人身上长疖子，脸上长痤疮时，第一件事就是让他们把水果停掉。但这个问题出在哪？其实就是这些人吃水果没有节制，把胃吃坏了，吃完水果以后胃寒，变得冷凝，蠕动消化不好，身体处于一种上热下寒的状态。当然，痤疮还有一个病因，就是性冲动、性高潮以后受风，但如果脾胃中焦不寒，痤疮就不会那么严重。

我一直说“五果为助”，意思是水果是点缀、点心，可有可无，不要

把它当饭吃。

我曾为一位同学的夫人治疗，治好了她严重的胃病，她说："你不让我吃水果，我太痛苦了。"我说："那怎么办？"她说："我能不能拿微波炉打一下吃？"我说："行，你最好拿油炸了吃，这样水果的寒性就会抵消。"我真不是开玩笑，她回去拿微波炉热了吃，既满足了吃水果的欲望，对身体的伤害又不大。后来我查了一下资料，现代医学认为，高温能破坏一些水果里所含的维生素 C，减少其对胃肠道黏膜的刺激。再查《滇南本草》，里面说如果苹果熬成膏，名字叫"玉容丹"，熬熟了以后"通五臟六腑，走十二经络，调营卫而通神明，解瘟疫而止寒热"。

后来我看其他书，也说苹果炖膏食生津，所以大家可以将苹果煮服或先捣成汁，加温开了以后吃。一些西方人还吃苹果派，把苹果放到饮食里，我个人认为还是不一样，我们不要跟人家比，水果不能当饭吃，这是我的一个忠告。

其他苹果的做法还有苹果汁、苹果酱、苹果醋，我个人认为苹果发酵以后食用会好一点。

所以，**苹果就是诱惑之果，看着很漂亮，闻起来很香，吃起来很甜，但作为一个人要有自己的意志，要有自己的定力，少吃！**

苹果的食用价值和药用价值

具体说一下苹果的食用价值和药用价值。苹果树属于乔木，有主干，它是蔷薇科的植物，跟梨是同一科属，所以苹果和梨是可以杂交的。倒不是说把苹果的花粉撒在梨上，而是用一种果木嫁接的方法，比如选梨树作为基础（砧木），把它擱掉一段，从中间切开，然后选苹果枝削成楔形，插到中间切开口的砧木里，用胶布把它们紧紧地裹在一起，之后在砧木梨树上，就长出了苹果枝，它能获取营养，让它们生长的皮层对齐。我们在中学的生物课上都学过，这时就会结出一个既像苹果又像梨的果实，就叫苹果梨。据说延边出这种梨，有梨的形状和味道，又有苹果的样子。苹果给人的感觉总是脸蛋红扑扑的。相反，也可以选苹果做砧木，插上梨的枝条，也能结出苹果梨。

苹果和梨的主要区别在哪？梨滋阴、润肺、润燥的功效比较好，就是滋补的作用比较好。苹果性寒，味酸，收敛止血的效果比较好，或者说泻肝气肝火的效果比较好。有中医说吃苹果以后会血管会收缩变细，有一句话叫“束百脉”，但我没有查到本草上的依据。

我觉得苹果能普遍在各种地方栽种，不仅是因为它栽种成活比较容易，产量比较高，另外一个重要的原因就是它耐储存，比如梨磕磕碰碰马上就坏了，苹果就比较皮实一点。

曾有人给我送了一个特别好看的苹果，我记得是表皮打蜡保存的，我放在长桌上，大概放了半年一点没变样，后来我就给它起了个名字叫“不朽的苹果”。不朽就有点怪异了，不朽是不被细菌、微生物分解分化，也就是说这个东西很难被消解掉，如果吃到肚子里，是不是也很难被消化？从那以后，我对苹果的印象就不是太好。

查了一下本草书，唐朝的《千金食治》里说吃苹果益心气，我不知道怎么来的，可能就是苹果果糖给人一种甜美的感觉，让人觉得生活很美好。我一直反对果糖，更反对代糖。

到了孟诜编的《食疗本草》书中说苹果“补中焦诸不足气，和脾”，也就是说它有滋补脾胃的作用。“卒患食后气不通，生捣汁服之”，也就是说你吃多了，打不出嗝，胃肠不蠕动，大便不通畅时可以将苹果捣成汁喝下去，和我们现在餐后吃水果有点像。酸寒的东西泻肝泻胆，能促进储存在胆囊里的胆汁快速分泌，也就是说吃进去以后能解点油腻，加上胆汁的分泌能让吃到胃里和小肠中的油腻食物得到消化。

元朝忽思慧写的《饮膳正要》里说苹果生津止渴。水果基本都能生津止渴。

到了后期，人们发现了水果的解酒作用，《滇南本草图说》里说苹果能治疗脾虚火盛，补中益气，同酒食，能解酒毒，还能缓解筋骨疼痛。喝完烧酒以后，人会觉得身体里火辣辣的，就想吃点凉的、爽口的、酸的、甜的水果。表面上这么吃好像缓解了酒对身体灼热的感觉，但实际上会促使人再去喝酒，人如果长期这么吃就把肝吃坏了，这种饮食方法是不好的。

《随息居饮食谱》说苹果润肺、悦心、生津、开胃、醒酒，基本把苹果的功效总结到位了。润肺是因为酸，悦心是因为里面的果糖让人产生短暂的愉悦感，生津开胃也是这个道理。

4 石榴：酸涩收敛

介绍一下秋天第二个应季水果，石榴。石榴有两个品种，一个是乔木石榴，一个是灌木石榴，区别是什么？

乔木和灌木的区别就是有没有主干。石榴花很漂亮，一般在阳历 6 月份就开始开花，然后结籽，9 ～ 10 月就是吃石榴的时候。

石榴历来象征多子多福，石榴皮是一味特别好的中药，主酸涩收敛，所以人脱气、脱液、脱精的话，就可以用石榴皮治疗。石榴籽滋阴润燥的效果也非常好。很多人把石榴打成果汁，我告诉你，别偷懒，一粒一粒吃，感觉那个爆炸感、爆破感。吃西瓜是不是有一股咬破细胞迸汁的脆劲？打成西瓜汁就是在喝粥了。

5 葡萄：对肺有很好的滋补作用

下面说一下葡萄。葡萄也是一个非常常见的水果品种。我们十年前搬到厚朴的院子里，厚朴四期的周同学给我们送来三棵玫瑰香的葡萄苗，我们就种在了现在诊所门前葡萄架下面，每年结很多葡萄，个头不大，但很甜、很香。

大家都认为葡萄是外来品种，说是张骞出使西域，从大宛城引进的葡萄品种，回到中原广泛种植。这只能说是当时引进了一个品种，而不是中原在那会儿才有葡萄，我查了一下《神农本草经》《名医别录》,《神农本草经》对葡萄就有记载，对它的功效、作用都有记载。

葡萄属于藤蔓类，它的藤、根、果实都对肺有很好的滋补作用。

张至顺老道长说藤蔓类植物结的果实都属于金谷，金属于肺。所以葡萄就属于藤蔓类葡萄科葡萄属一个著名的植物。

很多人知道葡萄是因为它酿酒，跟大家强调一个概念，酿酒的葡萄和我们吃的葡萄是两个品种。也就是说，吃起来好吃的葡萄酿出来的酒未必好喝，而吃起来不好吃的葡萄，酿出来的酒都是好酒。

葡萄酿酒跟我们平时酿的米酒、白酒不同，不需要酒曲，葡萄自身带一种酶，把自己的糖分转化成了酒，这就是它和我们喝的米酒、白酒的区别。葡萄酒性质偏寒。

葡萄的药用价值和食用价值

接下来说一下葡萄的药用价值和食用价值。《神农本草经》说葡萄“主筋骨湿痹”，其实这说的不是葡萄的果实，而是葡萄的根和茎。我们用很多藤类植物治疗风寒湿痹，葡萄的藤也有这个作用。

而且我观察了一下，如果北方冬天比较寒冷，葡萄藤就需要用草、用布包起来，它不是很耐寒。所以，“主筋骨湿痹”的是葡萄藤，藤类本身也有治疗筋骨病的本性。葡萄果实的作用是“益气，倍力，强志，令人肥健，耐饥，忍风寒，久食轻身，不老延年”。

另外葡萄晾干了以后做成葡萄干，也是一个很好的食品。北京到大同这一沿线盛产葡萄，比如宣化、怀来这一带是很著名的葡萄产地。我记得小时候回我妈的老家阳高县，阳高县有一个丰稔山，就出产很好的葡萄。

我记得有一年秋天，二姨从老家给我们送来一筐有点像玫瑰香的葡萄，一时也吃不完，有人教我妈找一个通风干燥的地方把葡萄挂起来，就能保持很长时间。这时就可以看到原来葡萄挂的枝会逐渐干瘪，但葡萄本身还能保持一定的新鲜。

后来我了解到，新疆干燥，日照时间长，葡萄的含糖量就比较高，葡萄熟了以后，放在屋子里像茶叶萎凋一样，葡萄的水分逐渐蒸发，就留下一个葡萄干。

《名医别录》中说葡萄“生陇西五原敦煌”，也就是西域。大宛就靠近新疆了，所以我说葡萄中国历来就有，只不过大宛有很好的葡萄品种。

跟大家说一下葡萄的功效。

《名医别录》中说葡萄“逐水，利小便”，甜的东西吃多了就会利尿。

《滇南本草》中说葡萄“大补气血，舒筋活络，泡酒服之”。“泡酒服之”有两种解释，一种是家里酿的白酒，把水果泡进去，我们在日本喝梅子酒就是这么做的。我们到四川、贵州看到有苞谷酒、地瓜酒、红薯干酒，用来泡水果。这是白酒泡水果，而不是拿葡萄酿酒。

而《滇南本草》说葡萄“大补气血”，其实是用葡萄酿了酒，煮着喝有这种作用。

《随息居饮食谱》里说葡萄“补气，滋肾液，益肝阴，强筋骨，止渴，安胎”，这里又混淆了葡萄藤和葡萄果实的区别，我考证了一下，强筋骨、安胎是葡萄藤的作用。

现在我主要讲葡萄滋阴润燥补肺的作用，另外说一下葡萄酒对人体的作用。

葡萄性质偏寒，这是我自身试过的，一吃葡萄就觉得后脊梁发凉，吃多了就容易受寒，所以对葡萄是浅尝辄止。现在的葡萄品种各种各样，中国本土的葡萄品种逐渐消亡，反而从国外引进了很多葡萄品种。最有名的就是提子，我最吃不惯的就是提子。葡萄咬开应该是一包水，但是提子咬开是一团肉，而且肉也不香。所以，吃提子等各种引进的葡萄，我觉得寒气会更大。

我印象中最好吃的葡萄，一种是我说的玫瑰香，还有一种是绿的橄榄球形的马奶子，我印象特别深。

葡萄酒我会有专门的论述，总的观点是葡萄酒偏寒，如果在8℃以下喝，口感最好，但对人的身体确实有影响。我认为西方的热性人，腿上长毛，有狐臭的人喝葡萄酒比较合适，我们还是算了，烫点儿米酒喝。而且国外也有葡萄酒煮桂皮、橘子皮、姜，冬天喝了取暖，这才是正道，所有的酒我觉得还是温着喝比较好。

《红楼梦》里宝钗劝宝玉说过一句话，这酒一定要烫着喝，不然你会拿自己的五脏（臓）六腑暖和它。这是一个基本的道理。

葡萄糖

下面我说一下葡萄糖，它确实是科学家从葡萄干里提取出了葡萄糖的结晶体，最后通过化学分析得出来的；但是不要以为葡萄里就是葡萄糖，不是，葡萄的主要甜味还是来自果糖。我以前跟大家讲过果糖，果糖是自然界植物发明出来对动物最有伤害性的一个东西。第一，它特别甜，不参与代谢，很容易造成脂肪的停留，形成脂肪肝；第二，它会让人上瘾，所以植物生长出果糖吸引人们。果糖跟葡萄糖都是单糖，我们叫同分异构体，分子式一样，但结构不太一样。就像石墨跟金刚石一样，分子式都是碳，但结构不一样。所以果糖的危害我就不用说了。葡萄里果糖含量高，葡萄糖含量偏低，所以有的葡萄特别甜，有的葡萄就一般甜，这跟它的含量有关。

再普及一下相关知识，淀粉是一个长分子式，我们把它叫多糖，一点也不甜，但等它分解成单糖或双糖以后，就会变甜。所以我们平时说的糖一般都是双糖，比如麦芽糖，它分解以后能变成两个葡萄糖，我一直说麦芽糖对人身体好，就是这个原因，它是我们身体里需要的葡萄糖。而我们平时说的蔗糖，包括冰糖、红糖等各种糖，是由一个果糖和一个葡萄糖结合起来，分解出来以后一半是葡萄糖，一半是果糖，所以它对身体不太有益。对身体最有益的是纯葡萄糖，所以我们输液的时候都是用葡萄糖盐水加生理盐水给身体补液。

需要强调的是，千万别因为葡萄糖是好的，就一直吃葡萄。凡事都有好的一面和不好的一面。

先强调一下，**《黄帝内经》里“五果为助”的“果”讲的都是干果，没有一句话说水果。但到了秋天，我们要滋阴润燥，可以尝一尝应季的水果。**

6 沙棘：秋天最好的滋补阴液的水果之一

下面讲一下沙棘，我们老家叫酸溜溜。沙棘上面的刺特别尖，特别多，一枝上面全是一串一串的小酸果。现在人说沙棘的维生素 C 含量在水果中最高，是秋天最好的滋补阴液的水果之一，但大家记住，如果补肺补大发了，吃酸味吃得太多，就会对肝造成了抑制和损害。

总之还是一句话，物无美恶，过则为灾，一定要根据自己的身体情况决定摄入什么样的食材，选择在什么季节或者在哪吃。

7 猕猴桃（奇异果）：雌雄异株

前面我介绍了常见的苹果、梨、石榴，还有葡萄。本篇给大家推荐一个我比较欣赏的水果：奇异果。奇异果是洋名，还有人叫它猕猴桃，大家好像都认为猕猴桃是国外进口的，其实猕猴桃是国内原生原产的水果。

我曾在院里种了很多果树，其中就有猕猴桃，种的时候才发现它是雌雄异株，把它们种得间隔不远，才能结出猕猴桃。如果种的都是公桃，完了，结不出果子；如果种的都是母桃，也结不出果子，必须是雌雄异株。猕猴桃是自然生长、自然成熟的，适当吃对身体还是有好处的。

对吃水果这个事要谨慎

说一下猕猴桃的药用价值。猕猴桃是水果，本来是不当药用的。猕猴桃的根和藤是可以入药的，主要是祛风湿，缓解疼痛，这在历史的中药典籍上有记载。唐代陈藏器写的《本草拾遗》里说它主骨节风，瘫痪不遂，半身不遂，常年痢疾、痔疮，说它能调中下气。

猕猴桃本身是酸甘的。酸味有补肺和泻肝两个方向，还能收心气。所以在本草书里记载它性寒，味甘、酸，能解热、止渴、通淋，淋就是尿路结石。在崔禹锡写的《食经》里，说它能和中安肝，主黄疸、消渴。酸寒的东西对肝火、肝阳上亢是有缓解作用的，所以脾气暴躁、发火、血压特别高、看谁都不顺眼的人，可以适当吃一些酸寒的水果，收敛一下自己的肝火。

书上也说猕猴桃治疗消渴，消渴其实就是现在的糖尿病。你本身有糖尿病，血糖高，为什么还要吃水果？这里面是有矛盾的。我说过血糖高是个指标，不代表全身的机能状况，血液里的糖多，但细胞组织液里糖是偏少的，运不过去，所以这里只作为一个参考。我的意思是消渴的病人应该吃苦味，要补肾、坚肾、泻心火。《食疗本草》里说取猕猴桃瓤和蜜一起煎能祛烦热、止消渴，止消渴就是暂时缓解了想喝水或干渴的症状，但并不是治病的。

猕猴桃还有一个特别好的作用，在历史上有记载，是什么？就是长头发。猕猴桃为什么叫猕猴桃？就是因为表皮褐色还长毛，跟猴有点儿像。我讲过用醋洗头，用淘米水发酵以后洗头，还有用酸性的水果洗头。历史上有相关的记载，用猕猴桃的果肉直接往头上一按，果汁满头，然后洗干净，确实有生发和护发的作用。

借着猕猴桃，我说一下酸味帮助消化、开胃的作用。酸味进到脾胃里是补肺、泻肝，泻肝就是让胆汁快速分泌，开泻就是开闸放水。所以，吃酸为什么让人觉得有食欲、有胃口，或者吃完油腻的东西再吃点儿酸的可以解油腻，就是这么个道理。但大家要知道胆囊储存胆汁是有一定的限量的，开闸放水，水库干了以后它也就没了，慢慢地肝再分泌胆汁还得需要时间。所以《湖南药物志》有一个治疗食欲不振、消化不良的方法，就是用猕猴桃干煮成水喝一口，其实就是一个大病初愈滋润脾胃的办法，也跟培养肠道菌群有关。《开宝本草》说猕猴桃冷脾胃，容易导致腹泻。脾胃虚寒的人别吃，少碰；脾胃热的人，大便干、秘结，燥热的人可以吃点儿通便。

借着猕猴桃，我说一下水果的问题。我为什么总强调吃水果要吃应季的、当地的，要浅尝辄止，就是因为水果不加乱七八糟的东西，本身吃多了对身体也不好。还有各种化学或生物制剂，比如猕猴桃膨大剂的问题。我自己种过猕猴桃，也见过野生的猕猴桃，基本就是红枣大小。我们现在吃的猕猴桃都那么大，后来知道了是用膨大剂。而且上网查，各种说膨大剂对身体没害处。有没有害处，不是科学说的，你既当裁判员又当运动员，你说了不算，让实践说了算。

现在不仅猕猴桃用膨大剂，葡萄、草莓都用，你们现在看长得奇形怪状、“面目狰狞”的草莓，就知道它用膨大剂了。你自己种草莓，看能长多大？你吃一口自然成熟的草莓和用膨大剂长出来的草莓，你想想味道能一样吗？一个是膨大剂，一个是催熟剂和甜味剂让它变甜。它本来就那么多糖分，最后让体积变得那么大，它就不好吃了，怎么办？再用甜味剂，还有催熟剂。我为什么反对吃外地的水果？第一，摘下来了的时候不能熟，熟了不好保存；第二，到了目的地以后为了让它熟，就用一种化学的方法催熟，对身体是有害的，因为它不自然。

还有一个我们不知道的内幕，就是很多水果在长途运输过程中，比如已经熟了，为了不让它烂，就用一种含砷的化学制剂，来延长水果的保质期。

这次做了水果的课程，我的学生说家里有很多好吃的小苹果，就给我拿来。放在屋里香气真是诱人，而且若有若无，你使劲闻，它没有；你要是待着，它就钻鼻孔，很香，是那种自然的酸味或甜味。

我建议对水果这个事要谨慎一点儿，真想吃异地的这些水果，就多花点儿钱让远在那个地方的朋友给你亲自采摘，自然成熟采摘，然后空运给你，你尝那个鲜。

8 柿子：滋阴润燥，有七绝

下面给大家介绍一个常见的水果——柿子。你们那儿把柿子叫什么？我们把西红柿也叫柿子。所以到北京以后，我说我要吃柿子，同学就觉得很纳闷，以为我要吃树上结的柿子。这是两回事儿。

柿子是我国常见的一个树木品种，我们常说的霜打的柿子，一般是指在北方地区，霜降以后树叶都落光了，枝头上还红红的、橘黄色的柿子。

柿子有很多种，我们一般吃硬的、脆的柿子，切开吃。还有一种我们叫揽柿子，这种柿子它得放，放的时间很长，等它变软、变糯了以后才能吃。如果柿子不熟，或者品种不对，它是涩的。我们说秋天要吃酸的东西，酸到极致就会变成涩。很多人吃柿子过量或搭配的食物不对，吃完以后胃里就形成一个硬块，我们叫柿结石，这个东西吐又吐不出来，拉又拉不下去，很痛苦的。所以吃柿子的话，我们还是要讲究，一定要等它熟，可以自然成熟，也可以把它放在米缸里地窖里、石灰中，让它催熟。柿子本身的糖分很高，我们说柿子能滋阴润燥，这是有原理的。

柿子叶绞碎控制糖尿病非常好

吃柿子还有一种方法是让柿子脱水变成柿饼。柿饼吃完以后不好消化，但柿饼上面的那层东西有药用价值，就是自然渗出来的那道白霜，我们叫柿子霜，有滋阴、补肺的效果。

另外，柿子的叶也是一味很好的药材，它控制血糖、降血糖的效果非常好。柿子和柿子叶相辅相成，柿子能升血糖，柿子叶能降血糖。所以我们常将经霜打的柿子叶绞碎、捣碎，当茶喝。柿叶（事业）茶，祝你事业兴旺发达。

柿子有七绝

下面我说一下柿子的功效。李时珍在《本草纲目》里总结得非常到位，他说柿子有“七绝”——七个别的水果取代不了的优点。

第一，柿子寿，寿是长寿的意思，这不是说多吃柿子可以长寿，而是说柿子在树上待的时间比较长。大家可以看到很多水果成熟以后就落果了，但柿子有个特点，经过风吹霜打，柿子叶可能都落光了，它还在树上待着，跟母体不分离。所以我们在野外经常能看到有鸟去啄高高地挂在柿子树上的柿子。

葡萄摘下来，你把它头朝下，然后挂起来，残余的根，就是根蒂，它的营养还能继续给果实输送。同理，柿子挂在树上不落下，也还能接受树干、树枝给它带来的营养，脱去涩味。哪怕经过霜冻，到了冬天再打下来，吃起来的口感也非常好，营养价值也非常高。这是它第一个特点，就是存活时间长。

第二，李时珍说柿子多阴，什么意思？就是柿子滋阴润燥的效果特别好。仔细算下来，柿子大概有将近1000个品种。我们简单把它分成了里面单宁含量少，直接可以生食的，还有需要后期脱涩加工的。总体来说，柿子应时当令，又在秋天出现，滋阴润燥的效果虽然好，但有条件，不要给阴寒的人或阳气不足的人吃。

第三，无鸟巢。古人的观察很有特点，鸟从来不在柿子树上搭建自己的鸟窝，为什么？我觉得可能是跟柿子的树干或是树叶上有一种特殊的气味有关。我说了柿子叶是一味很好的药。

第四，没有虫蛀。柿子本身很少有虫蛀的，这跟它的涩有关，我觉得这是一个特点。

第五，柿子树也是一个很好的景观树，经过霜打以后叶子会变得非常红，非常好看。

第六，嘉食可啖。果实可以吃。

第七，落叶肥滑，可以临书。也是在说柿子叶。

以上就是在《本草纲目》里总结的柿子的七大特点，所以柿子树被当成了一个有文化的树，有地位的树，也是有实用和医疗价值的树。

我们中医在临床用柿子，一是用它滋阴润燥，再一个是用它的霜。柿子霜其实是柿子在风干、浓缩的过程中自然渗透出来的一种糖的结晶体。这种白霜的主要成分就是糖，里面有果糖，也有葡萄糖，在古代制糖技术不是很普及、发达的情况下，这点儿糖就扫下来给人吃，不仅甘甜、润燥，还有补益脾胃的作用。

柿子另一个重要的部分就是上面的柿蒂，蒂就是瓜熟蒂落的蒂。很多人觉得吃柿子就这么把它掀开，嘬里面的果肉和汁液就完了，其实你们不知道，柿蒂也是一个很好的中药，它能止呕吐，止嗳气、呃逆。嗳气跟呃逆是两个概念，嗳气是打空嗝，没吃饭肚子空的情况下，也在往上倒气，也叫噫气；呃逆有时候是打饱嗝，就是往上翻呃逆分虚实，很多人吃饱了打的嗝叫打饱嗝，喝了碳酸饮料、汽水，吃完打嗝，是邪气出来的嗝。

嗳气的嗝是空嗝，是一种心气虚了，胃气衰弱，甚至衰败以后出现的逆蠕动。胃本身是往下传送食物、液体，包括一些气体。但它往上顶出来的原因首先就是十二指肠和小肠的压力过大，我们说那个地方叫幽门，幽门堵住气不往下走就会往上顶。其次就是虚性的亢奋，在慢性萎缩性胃炎或早期胃癌、食管癌的病人身上比较多见。胃黏膜都萎缩了，腺体也不分泌胃酸了，容易出现嗳气的症状。这种病人需要补益胃气，滋阴润燥，补益心气。我们一般用荸荠、石斛、鸡内金治这个病。当然柿蒂也是一个很好的中药药材，在中医的方剂学里有个著名的方子叫丁香柿蒂散，就是把丁香和柿蒂一起用，煎煮或研成末吞服，治疗这种打饱嗝，打空嗝，呃逆，上吐下泻，包括早期的妊娠反应，不停地呕吐。

说完柿蒂再说一个瓜蒂，是香瓜（甜瓜）的蒂。瓜蒂晒干以后研成粉，是一个催吐的药，我们常用它治疗一些严重的食积症、痰积症、瘀血症，包括一些黄疸病。催吐疗法有两个作用，第一个是排出毒物，第二个是振奋胃肠道及免疫系统的机能。

总体来说，**经过秋处露秋寒霜降，霜降以后到立冬的这段时间是柿子应季上市的季节，大家可以适当储存一些，食用一些，给自己的肺和大肠补充津液。**另外，大家可以寻找一下资源，把柿子叶加工成代茶的饮料，对降血压有好处。

9 银杏：主要治肺部的病

下面介绍一个干果——银杏，对肺特别好。我的院子里有好几棵银杏树，但银杏树不好养活。银杏树是高大的乔木，跟猕猴桃一样是雌雄异株，所以一般种银杏有公有母，母银杏上才能结果实。

北京有句话叫“先有潭柘寺，后有北京城”。在西山深处，潭柘寺的建寺时间比北京城建城时间要早，潭柘寺有两棵特别大的银杏树。银杏树又叫公孙树，因为生长周期特别慢，可能爷爷种下来，孙子才能尝到果实。

一到秋天，北京有两个地方看银杏，一个是我说的潭柘寺，另一个就是钓鱼台国宾馆，外面有银杏大道。秋天金黄色的银杏叶一落，真是很美！

我们吃银杏吃的不是它的果肉，而是它的种子（白果）。把银杏的果肉剥掉以后，有一个壳。壳不是很硬，把壳敲开以后里面有银杏的种子，我们用银杏的种子入药。但是银杏的种子有毒，主要的毒存留在种子心里。所以吃银杏有个讲究，可以吃它的种子瓣，一定不要吃它的种子心。另外，要把它的种皮剥掉。

我现在看到很多中年人、年轻人头发发白，我想给他们推荐两个方法，一个是拿醋洗头，这是我妈教的方法；另一个方法就是吃白果。

白果是一个很好的食疗或药物的选择。我们用它治什么？主要治疗肺部的疾病，就是肺气虚了以后的咳喘。另外银杏果味酸，有收敛的作用，漏气、漏精、漏液，狂泻不止，这时要考虑收涩一下，我们会用点白果。还有人会脱肛，北京话叫掉叠肚，这时也会用到白果。

西方的制药厂家看到这一点以后，从银杏叶里提取出一个东西，发现有很好的化血栓、通血脉，活血化瘀的作用，甚至能改善老年性痴呆。所以，现在很多西药厂家从银杏叶里提出来这个东西做成药物。其实我告诉你，白果里的药用价值更高。

虽然银杏外边的果肉味道特别臭，但把它涂在身体上，能治疗一些恶疮和恶癣。在古代文献里是有记载的，《本草纲目》里介绍，银杏捣烂了以后敷在鼻面手足，能去各种水疱、色斑、皱纹、疥癣、阴湿。白果是有毒的，我也不知道它为什么有毒，有毒的话鸟就不吃，鸟不吃怎么它繁殖？总结一下银杏的外用功效，一个是用它的果肉外涂疗疮；另一个就是把果肉剥去，打开果壳，把里面新鲜的白果取出来捣碎做面膜，外敷缓解多种皮肤问题。

白果是要熟着吃的

白果是要熟着吃的，无论食疗还是药用，一定要熟着吃。我前面讲过了，最好是去它的皮，去它的尖，去它里面的心。《本草纲目》记载，白果生吃能解酒，熟吃能温肺益气，定喘嗽。白果主要补肺和大肠，它有两个作用，一个是治疗虚性的咳喘，就是都咳不动了；另外一个是治疗顽固性的腹泻。

这里我说一下白果功效的延伸意义，补肺的食材和药材最后都能达到补肾的效果，原因在哪儿？肺是肾的妈妈，金生水，所以我说吃白果能黑头发，能长头发。先是能治疗腹泻和咳喘，进而能缩小便，治疗尿频，一咳嗽尿就出来。

白果还能治带下白浊。白浊有两个，一个是男性会有一种逆向射精，他在性高潮的时候，精液没有射出来，而是射回到膀胱里。这时他的尿液里就有大量的前列腺液和精子的成分，显得小便不清澈、浑浊，跟稠米汤似的很可怕，中医叫米泔；另外女生容易带下。正常的白带能滋润保护阴道黏膜，排卵期前会分泌得多一点，正常不会有臭味或量太多，质地应该是清晰黏腻有点拉丝。但如果白带出现异常，颜色出现变化，气味出现变化，出现恶臭，甚至出现豆腐渣一样的白带，这都是在漏精。

在这种情况下，一个重要的、可以选择的食材和药材就是白果。生吃白果，能化痰降痰，还能消毒杀虫。这就是我们对白果的认识。我查了一下现代食用中药，把白果肉捣碎了以后做成小膏药，对皮肤有刺激发泡的作用，可见它还是有毒性的。但我们治疗遗精遗尿、白带漏下，都可以用白果来收敛。

食用白果的数量！不超过十个

其实白果有药用和食用的区分，品种有点不一样。另外，因为它有毒性，所以一定要严格限制食用白果的数量！不超过十个，七八个就可以了。我个人认为吃多了还是有点儿毒。但我们在烹饪中可以适当加白果，煲汤、炒菜都可以用它，挺好的一个食材。

10 桃：调神、驱邪

古代有句话叫“桃饱人，杏伤人，李子树下埋死人”，把杏和李子贬得一钱不值，把桃说得天花乱坠。而且一说王母娘娘开什么会？蟠桃会。然后南极仙翁捧着什么？寿桃。为什么桃的位置被摆得那么高？容我一一道来。

历史上桃被摆到这么高的地位，还有一个原因，跟谁有关？跟一个长相极其丑陋的人有关，那个人叫钟馗。馗，一个“九”里面一个首领的“首”。我给你们讲过，一条道叫道，两条道叫歧，三条道、四条道都有名字，九个方向都能通叫馗。

传说钟馗是一个捉鬼、打鬼、驱鬼的人。根据历史传说，钟馗怎么打鬼？用的就是桃枝和桃叶。所以桃木、桃枝、桃叶，包括桃核，都被赋予了驱鬼的作用。我们中医把桃仁作为中药来使用，桃仁有其他的郁李仁、杏仁、瓜蒌仁不具备的一个重要作用，什么作用？治疗神经病的作用，就是驱鬼的作用。

钟馗捉鬼的时候，是用桃枝去抽打，还把那些鬼放在煮桃枝桃叶的一个大锅里。所以我的印象中，桃花、桃仁都有调神或驱邪的作用。我讲过，到三月天桃花开的时候，有一种躁狂精神病叫桃花疯。怎么办？就用桃仁或桃花煮水给他喝。这些桃花疯的人一般都跑到桃花盛开的地方，爬到树上吃桃花，吃完以后就好了。

《伤寒论》有个著名的方子叫桃核承气汤，治疗精神病如见鬼状。所以桃树被捧到这么高的地位是有原因的。我的办公室门后都有一根桃木棍，而且学生送我的全是拿桃木做的剑，都是有讲究的。

山桃仁，配合活血化瘀药使用

下面我主要介绍一下桃仁的药性和功用。桃仁并不作为一个食品，但这句话也有局限。比如我们现在赶时髦吃美国大杏仁，其实它不是杏仁，而是巴旦木。你如果研究它的种类归属，它还是跟桃接近，所以美国大杏仁其实是美国大桃仁。这种桃仁有食用价值，药用价值一般。而我们临床上作为中药使用的桃仁是山桃仁，不供食用，供药用。

中药用它来做什么？主要是配合一些活血化瘀的、辛味的药。桃仁有一种酸涩收敛的作用，所以它们配伍在一起，能共同起到活血又不伤血的作用。但后世的人们按这个功效理解中药，把方剂的作用生生加在了中药的头上，这就导致很多人把桃仁当成了一个活血化瘀药，这个理解是有偏差的。

我们看一下最早对桃仁功效的记载，在《神农本草经》里，我们一般选的桃仁是蔷薇科植物桃或山桃的干燥成熟的种子。桃长熟了以后，一定要去它的果肉和果壳，然后把种子晒干。桃仁是连皮带尖一起用，基本捣碎就可以。还有就是去掉种皮，把桃仁拿开水过一下，然后把皮剥下来。还有就是要把桃仁炒一下，捣一下。这是它的加工方法。

桃仁的加工方法跟它的用途有什么相关性？我们看一下。《本草纲目》里说，连皮带尖的桃仁配合活血化瘀药达到行气活血的作用；入大肠经、肺经，有通便的作用，所以老年性虚性的便秘可以选桃仁。拿开水把桃仁皮剥开，如果把桃仁炒成浅黄色，跟麦麸一起炒，炒了以后就是出的油性更大，润肠通便的效果会更好。

《神农本草经》记载，桃仁可以配合活血化瘀药治疗瘀血、血痹、症瘕邪气，杀虫。

在《名医别录》里陶弘景扩展了《神农本草经》，他说桃仁能止咳逆上气，另外能消心下（其实就是心口窝）坚硬（硬结）。我跟大家说过，我当年抑郁得不得了的时候，碰到了周稔丰老先生，他用手给我把心下硬结点开了，这是靠人的力气。靠药物的话，我们可选择的也很多，比如半夏、天南星、胆南星等。桃仁能消心下坚硬，还能除卒暴积血，摔了跟头，身上出现了瘀血，用桃仁治疗，效果很明显。

《名医别录》中还提到桃仁可以通月水，治疗闭经，还能止心腹痛。

所以，关于桃仁的功效我给它起个名叫，温和的提意见者或温和的反佐者。一般我们都用一些酸寒的药配合一些辛温的活血化瘀药，但桃仁比较酸温，相当于温性的白芍。另外桃仁本身也有自己的个性，在临床上桃仁和红花就是绝配。红花不是藏红花是草红花，草红花是一种植物的花蕊，味道特别冲。藏红花在中亚、西亚是当食物的调料来用的，还有当染料用。红花活血化瘀、破血通经的效果特别好，如果跟桃仁一起配伍，二者相得益彰。

很多人觉得反佐都是扯后腿，是破坏，是败兴扫兴，不是的。一辆车有了刹车以后才能开得更远，才能掌握好它的节奏，掌握好它的起伏。中国人的智慧是体会到了相反相成、相得益彰，而不是一味打冲锋。

我们有个著名的方子叫桃红四物汤，就是当归、川芎、白芍、熟地黄或甘草加上桃仁和红花，这是一个著名的入肝经，补肝血、活血化瘀的方子。后来清朝有一个中医叫王清任，他掌握了很多活血化瘀药，发明了血府逐瘀汤、补阳还五汤、通窍活血汤、膈下逐瘀汤、少腹逐瘀汤。说得这么多，其实里面主要的成分就是桃红四物汤，主要是辛温的活血化瘀药。

在这里跟大家隆重介绍了桃仁，将来你碰到大夫开桃仁的时候，就想一想是大便干了？还是咳喘了？还是有瘀血了？

桃胶，保护伤口

桃树上的产物叫桃胶，桃胶是桃树身上分泌的一个树脂，有保护伤口的作用。我们请来园艺专家给厚朴的院子里所有的树剪枝，剪得有点儿太狠了，第二年就没结什么果，也许后面会更好吧。

但我发现剪完枝的树枝截面上，有的树园艺师会涂一些红色的药，而桃树基本上不涂，我问："为什么？"他说："桃树会自动渗出来桃胶封闭伤口。"所以从它的本性来说，我们说它是黏腻的、凝滞的，肯定就是有补益作用的。现代医学就觉得它里面有糖类或纤维，可以美容养颜、益气养血。

我们学完中医课和美食课以后就客观地看待它，没那么神，但确实也有点儿作用。

11 李子："桃饱人，杏伤人，李子树下埋死人"

下面说一下李子。我说了"桃饱人，杏伤人，李子树下埋死人"，李子肉好吃，浅尝辄止。但李子的仁，李子的核，确实是很好的药材。

李子树也是蔷薇科，蔷薇科里有很多品种，郁李、欧李、榆叶梅各种树。它的实不是果，是实。郁李仁入药很早就有记载，《神农本草经》里就记载，郁李仁能治疗大腹水肿，就是肚子鼓起来，甚至肚脐眼都凸起来，面目四肢浮肿；能利小便水道，这里不是把它当成通便的药，而是把它当成利尿的药。

后期人们总结它的功效，比如《药性论》说它能治疗肠中的结气，就是肠子中的气到那就堵住了不动了，气滞住了；还能治关格不通，关格是一种病，病人吃不进去饭，撒不出尿或排不出来便。《食疗本草》说它能破这种癖气，下四肢水。到了后期人们对它了解更多了，总结它是一味"开放"的药——开通自己的胃肠道和尿道，让里面的东西出来。在《日华子本草》里就说，郁李仁能通泄五脏（臟），治疗膀胱急痛、腰胯冷痛，还能消宿食下气。在食疗方面，我们老百姓是把郁李仁跟榨油的胡麻仁一起用，能起到润肠通便的作用。《本草纲目》总结前人对郁李仁的评价，无外乎四个字"下气利水"，就是让气往下焦走，然后让水肿消退。

历史上这么记载，我们临床的应用也基本上就是这几个方面。一个是治疗各种便秘，用郁李仁加上陈皮、三棱、莪术、芒硝、当归，或者配上瓜蒌仁、杏仁；另外治疗各种浮肿和胀满，配一些利尿的药物，比如茯苓、猪苓或薏苡仁等。

郁李仁的加工方法跟桃仁一样，拿开水烫一下、炒一下，或把它压一下，压碎了以后研成末用。

有关水果我就介绍这么多，主要是强调它酸收，补肺收敛的这个作用。

第 4 章

补益肺和大肠的根茎类食物

我们春天吃芽，夏天吃花，到了秋天就应该吃一些根茎类的食物，先吃茎，到冬天吃根。前面我讲了薯蓣，也就是山药。中国传统的长条山药，其实就是块茎。

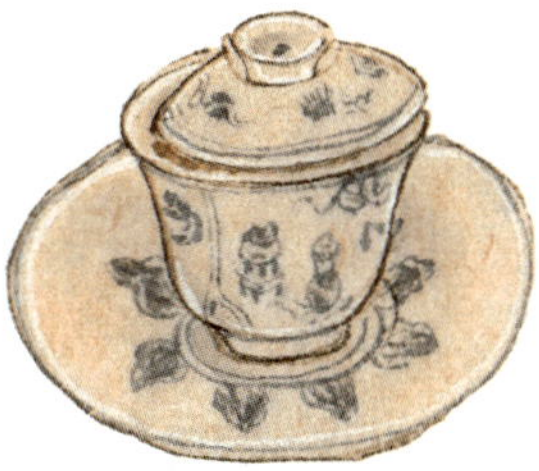

1 土豆：不管身上长什么样的疮疡，削一块土豆片敷上去就好

下面给大家介绍一些补益肺和大肠的根茎类食物。我们春天吃芽，夏天吃花，到了秋天就应该吃一些根茎类的食物，先吃茎，到冬天吃根。前面我讲了薯蓣，也就是山药。中国传统的长条山药，其实就是块茎。

本篇给大家介绍我们常吃的山药蛋——土豆，学名马铃薯，为什么叫马铃薯？因为长得像马铃，马铃长什么样？您可以搜一下图片看看。

土豆是一个外来引进的食物，跟红薯一样，是在清末或清中期从国外引进的。大家可能有印象，中国人口在清早期，也就是康熙年间，大概有七千万人，但到了雍正和乾隆以后，中国人口暴增到两三亿，到中华人民共和国成立前我们叫四万万同胞，就是四亿人，人口突然增多有几个关键的原因。

第一个原因是雍正，雍正做了一件利国利民的事，改革了税赋的制度，他推行的政策叫“火耗归公，摊丁入亩”，不好理解，就是说你们家不管有多少口人，按你们家耕的地交税。这就极大鼓励了人们生育的积极性。

第二个原因，清军入关后从海外引种了红薯和土豆，这两个植物的大面积推广使得产量增多，人口就增加了。

现在我们再来说土豆，也就是山药蛋。山西当地吃的土豆基本上分两种，一种是脆的，适合做炒土豆丝；一种是糯的，适合烤熟、蒸熟了吃。我小时候经常烤土豆，烤好了剥了皮一口就吃了。

土豆还能做粉条做淀粉，我小时候也亲自参与过，怎么做呢？把土豆

带着皮洗干净以后，把土豆放在擦子上碾碎，放在盆里或桶里用水泡，沉淀大概半天以后，你就会发现底下有一层厚的白淀粉。这时把那些渣子捞出去，把淀粉取出来，摊开晾干，就是粉面。把粉面再加上矾、水，打成团状就是粉团，用一个饸饹床放进去，压出来就是粉条；还有用一个铁盘放到开水锅里，把和好的面粉稀汤放到盘里，一烫、一揭就是一张粉皮，花样很多。

土豆在北方原本是用来充饥的食物，现在当菜吃。有人说土豆的淀粉含量高，升血糖、长胖，这是一个误会。

另外说一下土豆的药用价值，土豆是入肺经的，肺主皮毛，对一些皮肤病是有好处的。作为治疗使用，不管身上长什么样的疮疡，都可以削一片土豆敷上去。

2 红薯：引入到中国要感谢两个姓陈的人

下面说一下红薯，红薯是一年生草本植物，不是藤蔓类的。它归属的科跟土豆不一样，土豆是茄科的植物，红薯是旋花科的植物。它最早的发源地在中美洲，墨西哥、哥伦比亚这一带，经过西班牙人和葡萄牙人引种到世界各地。

我详细做了一下考据，红薯引入中国要感谢两位姓陈的人。一位是广东东莞虎门的陈益，他是历史上记载把红薯引进到中国的一个人。万历初年，距我们现在四百五十多年，陈益搭朋友的船，从虎门出发去越南。

他到了那里以后发现当地人种了红薯，给他做菜，他觉得红薯好吃，然后就特别留心红薯的栽培、生长习性。两年以后他冒着被杀身的危险（因为当地是严格控制红薯出境的）把红薯的种子藏在铜鼓里带回国。回国以后就在他的老家虎门购了三十亩地，大面积种植红薯，最后成功收获，开始推广。

要感谢的另一位姓陈的人叫陈振龙，陈振龙是福建长乐人，在外经商就到了吕宋（现在的菲律宾）。然后他发现当地有红薯，据他描写：红薯大如拳，皮色朱红，芯脆多汁，内在很脆，生熟皆可食。红薯很有意思，生的可以吃，而且很甜，产量很高，广耐贫瘠。

大家都知道福建是山区，本来可种的田就很少，而且土地比较贫瘠，所以当时的福建人民经常因争夺粮食而发生械斗（两个村、两个族之间打架）。于是陈振龙决心把红薯偷运回祖国，历史明确记载，在公元 1593 年，他把红薯藤跟绳子搅在一起，表面涂上污泥，坐船航行七天到了厦门。

陈振龙引进了红薯，但红薯真正得到大面积推广，还要感谢他的儿孙。陈振龙的儿子叫陈经纶，他回去以后就把红薯推荐上报给了福建的巡抚叫金学，然后种了示范田，收成特别好，产量也高，一亩可以采数十石，胜种谷二十倍，且润泽可食或磨成粉，生食如葛，熟食如蜜，烤的、蒸的红薯都很甜，味似荸荠。

红薯得到了福建巡抚的认可，官方就开始大面积推广，后世福建人为了感谢姓金的巡抚，还把红薯叫金薯。到了陈振龙的五世孙陈川桂这儿，红薯又被引进浙江。接着，陈川桂的儿子陈世元又把红薯推广到了河南、河北、山西，还在山东传授种植技术，整地、育秧、剪蔓、扦插，立下了汗马功劳。

除了陈益和陈振龙外，还有一位叫徐光启的人为在全国范围内推广红薯做出了重要贡献。公元 1608 年江南发大水，出现了饥荒。徐光启听说浙江、福建都有红薯的种植，特别委托自己的学生从莆田 3 次去收罗红薯的种子开始大面积推广播种红薯。

当时有人为红薯的播种培育写了一本说明书叫《甘薯疏》，疏就是疏导、疏解、疏通的意思，是古代的一种文体，徐光启专门为《甘薯疏》写了序言。其中有一句是："方舆之内，山陬海澨，丽土之毛，足以活人者多矣。"丽就是附着的意思，附着在土地上的这些植物，根茎叶花果实都可以让人吃。

我们都知道，用红薯做菜不像用土豆做菜那么普遍，我们能想到的也就是蒸红薯、煮红薯，做拔丝红薯，但用红薯做的粉条和芡粉使用很普遍，而且红薯粉的口感比土豆粉好一些。

我们平时吃土豆和红薯也普遍感觉红薯要比土豆好吃，另外红薯还可以做成红薯干，可以酿酒，或制造其他工业食品。总之，**红薯是一个很好的救荒食物，但有一句话，它不是种子，不是主食，只是一盘菜。**

3 芋头：适合一些脾胃弱的人食用

下面说一下芋头，北方人对芋头不太了解，但南方有一道很好吃的菜叫芋头蒸肉，芋头能很好地吸收肉里的油，肉有芋头的香味，芋头有肉的香味，是很好吃的一道菜。

说一下芋头的药用和食用价值，还有它的利弊。芋头不适合所有人吃，它是天南星科植物，而且是多年生的草本，也就是宿根型的植物。芋头最早产于中国，在其他国家湿地、热带地区也有种植。历史上很早就有用芋头做药和做食物的记载，它的特点是比较细腻。现在科学研究发现它的淀粉支链、淀粉颗粒比较小，是土豆的十分之一，所以我们吃土豆的时候觉得很沙沙的，有颗粒感；而吃芋头就感觉腻、糯，所以它容易被消化和吸收，适合一些脾胃弱的人、婴幼儿或病人食用。

我以前讲过天南星和半夏是一个科属，它们的球茎可用来做药，但表皮渗出的黏液特别具有腐蚀性。由于芋头就是天南星科植物，所以洗芋头的时候，有些人可能会对它的黏液过敏，需要戴手套，或者赶紧用醋或生姜涂抹，再或者在上火烤一烤也有帮助。

现在的科学或营养学认为，芋头能促进人的消化和吸收的功能，且它的生物碱也有一定的治疗作用。中医认为，芋头可以做菜也可以治疮，把芋头生用切片，外敷可以治疗乳腺炎、口疮、痈肿疔疮；另外芋头对淋巴结核、烧烫伤和外伤出血也都有疗效。此外，芋头的叶子可以治疗荨麻疹、疮疡、疥。

现在，科学家们又从芋头里提取了一种黏液蛋白，这种黏液蛋白被人体吸收以后能形成免疫蛋白，或形成抗体球蛋白，提高人体的免疫力。这也反证了一点，中医认为芋头能解毒，所以对一些感染性、结核类的疾病都有效果。

4 木薯：制造珍珠奶茶的主要原料

下面介绍一个现在经常被人吃的块茎，木薯。为什么说它经常被人吃？因为现在珍珠奶茶开遍天下。珍珠奶茶的主要原料就是木薯。

木薯其实是有点儿毒性的，但经过加工制作以后，毒性会被削弱或消除。它本身其实是高淀粉含量的食物，再加上一些糖的诱惑，人吃到肚子里还是增加了一些消化负担，并且给身体增加了一些痰湿。

5 萝卜是一个很好的佐餐食品

下面我介绍一下萝卜，萝卜是蔬菜中再普通不过的一个食物。“萝卜青菜各有所爱”“冬吃萝卜，夏吃姜”，关于萝卜有各种说法。萝卜并不是一个以滋补为主的食物，而是一个有消食化痰作用的食物，也就是说，萝卜是一个很好的佐餐食品。如果大鱼大肉或主食吃多了，需要消食化积，萝卜就派上了用场。

我们说的萝卜是中国原产的萝卜，按现代科学分法属于十字花科，而冬天讲的胡萝卜，你看它叫胡，就不是我们中华原产的，属于伞形科。

在历史上，萝卜叫莱菔，现在中药还在用它的籽，叫莱菔子，其实就是萝卜籽，《本草纲目》说萝卜在上古的时候叫芦菔，也就是说《神农本草经》上记载叫芦菔，中古转为莱菔，后世直接叫萝卜。

萝卜最大的特点就是四季都可以种，这里我主要介绍“心里美”，就是红萝卜。它在四季都可以栽种的原因是，第一，它对生长环境的要求不高；第二，种下当季就能收，也就是三个月就能收。古人还把各个季节种的同一种萝卜起不同的名：春天播种，三个月到夏天就收了叫破地锥；夏天叫夏生；秋天叫萝卜；冬天叫土酥。据说冬天收的萝卜是最好的，叫洁白如酥，这个酥是奶的颜色。

萝卜能消食化痰

萝卜跟芋头、红薯一样，生熟都可吃，兼具了蔬菜和水果的特点。所以古人说它“熟食甘似芋”，也就是把萝卜煮熟、蒸熟了吃，有点儿像芋头，“生吃脆如梨”，萝卜赛梨。天津有个著名的萝卜叫沙窝萝卜，卖的时候就“萝卜赛梨，萝卜赛梨”，穷人吃不起梨，就吃萝卜，其实富人真应该吃萝卜，富人吃的油水太多应该吃这个。我吃过这个萝卜，确实是清脆可口，吃完以后打嗝、排气。

潍坊萝卜跟沙窝萝卜有一拼，特别脆，从手上掉地下，能碎成好几瓣。从中医的角度来讲，我们认为萝卜的叶子，也就是萝卜缨、萝卜根和萝卜子在中医来看，都是中药，都有很好地帮助消化的作用，根本不像药那么难吃，本身就很好吃，口感很好。萝卜味辛偏凉，能消食化滞、下气宽中、化痰、解渴利尿。若是吃多了，食积胀满，就把白萝卜切成片，配两个乌梅，加点儿清水煮，或者直接拿萝卜搅汁，喝萝卜汁，能消食除胀；若是痰热咳嗽，也可以把白萝卜榨汁，然后拌点儿冰糖，促进痰液的排出；糖尿病病人感觉渴的时候，嚼点儿萝卜，能解除口渴。

现代医学研究萝卜有抗菌、抗癌等各种作用，其实萝卜本身含有很多酶，能促进消化和分解食物，很多科学营养师也推荐吃萝卜，说它能降血脂，软化血管，稳定血压，预防冠心病动脉硬化、胆石症。我前面说了，萝卜是消食化积的，如果你体质比较虚、比较寒，就不一定适合吃萝卜，即便吃也得炖熟了、蒸熟了吃。

古代历史文献记载，将萝卜蒸熟，然后风干，风干以后再跟糯米一起捣成糊状，再晾干，保存起来或直接糊在墙上，时间久了会变得越来越硬，而且也不会有虫子蛀，不会烂掉。碰到兵荒马乱没有饭吃的时候，就从墙上凿下一块，和水煮在一起就变成稀粥一大锅，度过暂时的危难。

萝卜籽炒熟了，拌点红糖给小孩吃，治小孩子食积

下面我说一下萝卜籽，也叫莱菔子。我以前讲生鱼片的时候说过，日本人吃生鱼片要配紫苏叶，要配萝卜的籽，还要用芥末子，这里面有 3 种种子：紫苏叶的籽叫苏子，萝卜的籽叫莱菔子，芥末子就是山葵的籽，或者黄芥末子、白芥子，这些都是非常好的消食化痰散结的中药。

我从小就听说过莱菔子，我妈经常用莱菔子治疗小孩子的食积，炒熟了以后，拌点儿红糖给小孩吃，吃完以后确实是顺气。上了大学以后，我

发现莱菔子不能跟人参、党参一起吃，为什么？这就矛盾了，你到底是补气，还是泄气？有这么一说，《本草纲目》里说，“莱菔子之功，长于利气”，生用莱菔子能升，炒的莱菔子能降。升的意思，就是生用莱菔子体内的气往上走，能把痰咳出来或吐出来，所以他说“升则吐风痰，散风寒，发疮疹”，以前人们得了麻疹就让它透发出来；降的意思，就是炒莱菔子能“定痰喘咳嗽”，比如老年人的痰特别黏出不来的时候就可以用。拉痢疾的人，总是大便排不干净，应该考虑用点儿莱菔子，让气得以通畅。所以莱菔子的功效大于它的皮，我们临床上也经常用莱菔子配其他药，比如饮食积滞以后，肚子胀，嘴里酸臭，口气重，基本上我们就是用炒三仙（炒山楂、炒神曲、炒麦芽），加莱菔子。

6 蔓菁：健胃消食，解毒消肿

接下来介绍一个跟萝卜属于同一科的蔬菜，蔓菁。我们叫蔓菁，有的地方叫芜菁，我记忆中是做咸菜吃的，其实它也是芥菜的一个变种。芥菜以前介绍过很多次了，做梅干菜什么的，用的都是芥菜。芥菜就是长出来吃叶子，蔓菁比它多了一个可以吃的部位，就是它球茎的根。蔓菁在全国各地都有栽种，有的地方叫大芥，有的地方叫盘菜、圆头菜、诸葛菜，我见过的基本上是白的、淡黄色的，有人觉得它像萝卜，但它们是同科不同属，跟萝卜还是有差别的。

另外，因为蔓菁是芥菜，味道还是有一点偏辛辣，古代李时珍就发现《名医别录》把蔓菁和萝卜都叫芦菔，变成了一个东西，其实是不一样的，功效也有点儿差别。

蔓菁在古代也是一个救荒的食品，只要出苗就可以吃，长大了吃叶子，长成了以后根也可以吃。东汉汉桓帝在位的时候，蝗虫把粮食都吃光了，后来又发洪水，“五谷不登，人无宿储”，百姓家里没有储备的粮食，皇帝就下诏书，让大家赶紧种蔓菁，有口吃的。

从中医的角度来讲，蔓菁比萝卜的性格温一点，可以健胃消食。所以吃多了，胃脘胀痛、食欲不振、消化不良的时候，可以用蔓菁生捣然后加点儿醋，煮一下就喝下去。另外，蔓菁还能外用解毒消肿，对于皮肤的肿毒，直接用蔓菁的根加点儿盐，切成片外敷就有效果。

蔓菁在秋冬主要用来做腌菜，腌出来的菜确实好吃，有一种韧性，萝卜是偏脆，所以咸菜里总是能见到蔓菁。

把蔓菁推荐给大家，先建立起一种熟悉、亲切的感觉，因为我们祖祖辈辈都吃这个东西。

7 当我们活得憋屈，爱生闷气、想不开，可以吃点儿慈姑

最后我介绍一个药食同源的东西，慈姑。慈姑也是块茎，我们开中药的时候经常给一些有结节、肿瘤，甚至癌症病人开一味药，叫山慈菇，后来到了南方以后看菜市场就卖慈姑，我说这是把抗癌药当饭吃。再后来我发现慈姑有很多品种，就像百合一样，有食用百合，也有药用百合，还有观赏百合。

我个人认为慈姑是一个很好的食材和药材，尤其当下我们活得憋屈，爱生闷气、想不开的人，都应该吃点儿慈姑。

慈姑有很多品种，中药里用的山慈菇也有很多类型。先说一下可以吃的慈姑，慈姑是多年生的草本，它属于泽泻科，泽泻也是中药，主要是配

合一些利尿药，保护肾脏，所以它有润肾的作用。慈姑广泛种植在中国南方有沼泽、湿地的地方。慈姑也是一个救荒的食品，也就是说，在大水冲了以后，其他植物都被淹死或涝死的时候，慈姑不受影响，反而产量会很高，所以真正我们食用的慈姑应该叫水慈姑。

我们吃慈姑也是吃它的球茎，不是它的根，它的特点是含有丰富的淀粉，而且口感比较细腻、爽脆。历史上人们就把慈姑烧肉当成一道名菜，相当于土豆炖牛肉，土豆炖牛肉有点儿糙，是北方人吃的，南方人吃的叫慈姑烧肉。我记得溥仪写的《我的前半生》里说，他最爱吃的御膳就叫慈姑烧肉。后来有一位文学大师，也是文化大师沈从文，他经常在春节用这道菜招待朋友，他说它这个格调，就比土豆高一点儿，慈姑显得很有文化，马铃薯显得有点儿土。

慈姑的另一个特点就是容易储藏，采收以后，尤其在春天青黄不接的时候，是个理想的食品。另外，在中医药食疗方面，慈姑是作为一个药材来使用的，它的主要特点是补肺，治疗一些咳嗽，而且像长条山药一样，在病弱的人消化能力肠道菌群没恢复的时候，可以用慈姑先做一个药引子，行补益作用。所以历史上记载，慈姑有和胃厚肠的作用，慈姑还含有一定的生物碱，有解毒散结的作用，但这个力量不如山慈菇强；还有历史记载，慈姑对一些尿血、小便淋漓涩痛，现在一般叫尿路感染，也有很好的治疗作用，它能通淋止血、凉血止血，可以很快缓解尿路感染的症状。

尿路感染在新婚夫妇中比较常见，多是房事过于频繁所致，病人以女性居多。现在大家都吃消炎药、抗菌药，其实这时煮点儿车前草的水，或吃点儿慈姑就可以。

我查了一下，在《新修本草》里记载说慈姑可以解毒，《滇南本草》说慈姑可以止咳嗽。有一本书叫《岭南采药录》，说外敷慈姑可以治疗一些恶疮。在《全国中草药汇编》里还说明了慈姑清热凉血止痛的效果。最后总结就是“慈姑气味苦甘，微寒”，能“消解恶疮丹毒”，有“厚肠胃，止咳嗽”的功效。所以我给北方同学推荐一下慈姑，了解一下它的食用价值。

山慈菇：化瘀血、散癌瘤

下面我顺道介绍一下中药山慈菇。前面说了，我们吃的慈姑一般是水生的植物，而山慈菇不是水生，它是草本植物。我们吃的是它的假鳞茎，鳞茎就像葱头一样，一层一层包着的这个东西。

山慈菇不是作为食品来用的，而是作为一个药品，不好吃，而且这个药属于虎狼药，攻邪、化瘀血、散癌瘤的效果比较好。

杜鹃兰科的山慈菇，中药文献记载它有清热解毒和消肿散结的功效，把它捣碎了外用或者内服可以治疗一些蜂窝组织炎，还有痈疽恶疮、瘰疬，比如淋巴结肿大和疼痛，结核，还有虫蛇咬伤。而百合科的山慈菇，我们发现它跟天南星有点儿像，含有的生物碱能化痰，让人吐痰，排出痰涎，进而改善体内的体液环境，抑制痰核和瘀血的生长，所以现在被广泛用于治疗癌症、肿瘤结块、肺结节，以及慢性肺炎或支气管炎。现代医学研究认为百合科的山慈菇里面的生物碱有点儿像秋水仙碱，能平衡尿酸，促进尿酸排泄，所以临床也用它治疗痛风。

第 5 章

秋季要滋阴润燥

真正滋补人的体液是要经过被人温暖、吸收，然后化解或消化，才能变成有活性的、有滋养作用的液体。所以我推荐喝一些以植物或动物作为原料的滋补的液体，这种食材有滋阴的作用。

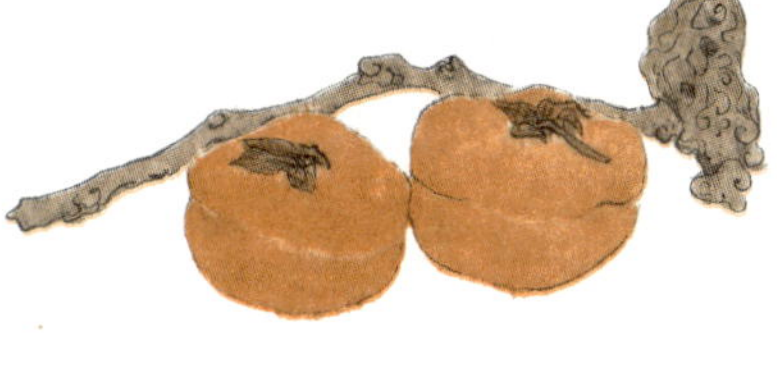

秋天干燥，要滋阴润燥，很多人第一反应是多喝水不就完了，很多所谓的专家也这么说。

跟大家说，我们喝的淡水，在中医理论里属于脾，它能补脾，但也能泻肾，也就是说淡水喝得越多，体液有可能流失得越多，很多人喝完水就上厕所，正是这个原因。

真正滋补人的体液是要经过被人温暖、吸收，然后化解或消化，才能变成有活性的、有滋养作用的液体。所以我推荐喝一些以植物或动物作为原料的滋补的液体，这种食材有滋阴的作用。我以前讲过一些植物的汁液、果汁有滋润的作用，还有动物的一些脂肪，比如猪油。

我们应秋天干燥的这个特点，推荐一些能滋阴润燥的食材或药材。本篇推荐的是比较名贵的、珍贵的、营养价值高的食物。

1 燕窝：燕子衔泥两度新

燕窝为什么能滋阴润燥？燕窝有什么营养价值和药用价值？我们都很熟悉燕子，歌里有小燕子穿花衣，很多人的名字也带燕。燕子是典型的候鸟，它要迁徙，秋冬飞走了，春天飞回来，而且还能认得自个儿的家门。

但南北方的燕子有一个区别，北方的燕子要筑巢，会选一个肯定淋不着雨，避风的地方，筑巢用的材料都是湿泥。很多诗歌都说燕子衔泥。杜甫说看到一只燕子飞到他船上就写了首诗：“湖南为客动经春，燕子衔泥两度新。”“燕子衔泥两度新”也有意义，北方的燕子一般一年要筑两次巢，春天回来以后筑一次巢，下一窝蛋，然后孵出小燕子。大概是小燕子能飞以后，它又筑一次巢，再下一窝蛋，所以它一年可能要繁殖2～3次。杜甫描写的就是这个场景。

北方燕子是叼湿泥巴、树枝、树叶，加上自己的羽毛，在屋檐下甚至屋里筑巢。我小时候回农村，屋里有燕窝。那个燕窝是泥巴的，不能吃。南方有几种特殊的燕子，不是用泥巴筑巢，而是用自己的唾液。我们了解了一下，是一种叫雨燕和金丝燕的燕子，一般在马来西亚和印尼，在中国沿海也有。

这些燕子在春天到秋天期间会繁殖2次。第一次繁殖前，它们会用自己的唾液吐出来成胶状，裹上能捡到的一些苔藓和自己的毛发筑一个巢。跟北方的燕子一样，小燕子孵出以后，它又筑第二次巢。而且很奇怪，筑完巢以后老巢它就不用了。于是，人们就会将老巢拆下来。这就是燕窝的由来。

世界上只有中国人意识到了燕窝的营养价值和药用价值，因为从科学角度来分析燕窝，没有什么意义，其蛋白质含量跟鸡蛋差不多，甚至比鸡蛋还差点儿，里面顶多含有唾液酸。按这么理解，燕窝就是一钱不值。

但中国古人不这样认为，他们认为燕窝有营养价值或药用价值的原因是中医理论的支持。这个理论就是我们讲的五液归五脏（臟），也就是说我们的体液，是从不同的分泌腺体流出来，背后提供能量和物质基础的是各个脏（臟）器。比如眼泪流出来背后是肝；唾液流出来背后是肾；口水流出来背后是脾；鼻涕流出来背后是肺；汗流出来背后就是心，这就是五液归五脏（臟）的理论。另外，男人射的精液和女人滋润阴道的白带，也属于肾。

很多人说，都是口水，唾液跟涎有区别吗？有区别。唾液是拉丝的，涎是清稀的。我说过当年煎鸡蛋吃多了，嘴里直漾清水。这个清水就是涎，没有任何肾精的含量，不能分解各种蛋白或淀粉酶。所以不是唾液。而且只要你长口腔溃疡，就记住是唾液质量下降了，里面的肾精含量少了。这时就要改善你的作息，提高你的肾精。第一，堵住漏洞，别让它漏了；第二，要补，要往里益，要加，益精填髓。

2 燕子从嘴里吐出来的唾液是它的肾精所化

我们认为燕子从嘴里吐出来的唾液是它的肾精所化。按照取象比类或取类比象推理，人们吃燕窝就能弥补人的肾精不足或唾液不足，治疗肾精不足造成唾液不足或阴道干燥、口腔干燥、眼睛干燥、皮肤干燥等症状。这就是我们吃燕窝的理论根据。

我在临床碰到一些瘦弱、皮肤干燥的女生，一般都推荐吃点儿燕窝。当然，不想吃燕窝还有其他方法，我还会介绍一些代替燕窝的食材。

先详细介绍一下燕窝。燕窝的主要产地在马来西亚和印度尼西亚。燕子有个特点，它在一年有可能筑 2 ～ 3 巢，第一次筑巢的质量是最好的，第二次、第三次就差一点。

3 燕窝的分类：壁燕、洞燕

燕窝有两种，一种叫壁燕，是燕子依着洞里的石壁或悬崖陡峭的山壁，建出的燕窝。这种燕窝的质量比较好，而且跟自然最接近，这叫真正的燕窝；还有一种就是燕子依着人工或山洞里搭的挡风避雨的地方，建出的燕窝，这个叫洞燕。

燕子是纯肉食动物，不吃草，它在空中吃各种昆虫。所以它吐出来的有蛋白质，唾液的营养成分就很高。另外，燕窝有几种叫法，白色的叫官燕，显白；比它次一点儿的叫黄燕，白中偏黄，都是自然现象；还有一些是有点儿褐色或棕色，那不是它吐的血，而是一种自然的颜色，但被商家渲染成血燕，没必要花那么多的钱买它。

直接拆下来的燕窝肯定是不能吃的，需要人工对它进行处理和加工，把一些很明显的，粘在里面的羽毛、草、海藻剔掉，然后梳理成盏、条、角，其中盏是最好的，但大家也别追求盏，咱吃的是它本身，至于它是盏还是条，区别不大。

我们现在市面上买到的正品燕窝，基本能达到买了不用挑拣，直接正常炖食的程度。后面我会讲燕窝的炖食，是马衡枢先生传给我妈，然后我妈教给我的。

一般，二到四月春天的燕窝质量最高，这叫头期燕窝。二期燕窝、三期燕窝就差点儿。茶叶不管吹的是哪产的，讲各种故事，然后说什么条形、味道，不用，冲一泡喝一口就知道了。燕窝也是，第一，看来源，看色泽，看光亮，泡开以后看它的发头儿（一盏多重，再重的发头儿也不会超过十克，就是八九克的样子）；第二，看口感，炖好的燕窝有一种奶香，浓郁的蛋白香，这是一个标准，假的燕窝没有那个味道；第三，就是炖，好燕窝是耐炖的，因为它是蛋白质，炖出来以后，里面会有丝，而且是不规则的。如果它是假货，很快会变成稀水，这也是一个很重要的指标。亲自吃燕窝吧，吃完以后才能知道。

4 燕窝是补肺的，滋阴润燥的，不适合痰湿太重的人

最后我说一下燕窝的炖制方法。很多人认为燕窝就是给女人吃的，不一定，男人也有特别干燥的，也有气虚肺气不足、津液不足的，都可以吃。另外，我说了燕窝是补肺的，滋阴润燥的。痰湿太重的人，舌苔厚腻、口水特别多、舌体胖大的人，都不大适合吃燕窝，不要一听这个东西滋补你就去吃。

营养不良的人，有萎缩性胃炎的人，气短、喘、上气不接下气的人，可以考虑吃点儿燕窝，补气和滋阴并行。大病初愈，虚损劳伤，中气亏损的人，也可以慢慢吃点儿燕窝。因为燕窝没有那么强烈的发物的感觉，让你吃了以后烧起来，不可能。我曾治过一个猩红热的孩子，他刚发完猩红热，家里人就给他炖了只鸡吃，结果热又起来了，但吃燕窝就不存在这个问题。另外平时漏汗、气短、憋不住尿的人也都可以吃燕窝。

孕妇能不能吃？要看孕妇的状态。孕妇如果是一个特别虚、特别瘦、津液特别缺乏的人，可以吃；如果不是，现在营养这么好，那就别吃。

产后可不可以吃燕窝？我建议妇人产后先喝人参汤，把元气固住，再考虑吃不吃。

我曾在临床用燕窝治疗干燥综合征。病人体内津液缺乏，因为没有唾液保护，牙齿碎得一片一片地掉，甚至还要定时往眼里滴人工泪液。这时就可以考虑给病人吃燕窝，但需要注意，很多干燥综合征病人体内有干血，两目暗黑，需要活血后再吃燕窝。我在治疗一些癌症病人，因接受放疗、化疗出现干燥症状时也用燕窝改善其症状。

所以说，燕窝既是药品又是食品，而且性格比较平和，值得向大家推荐。

炖燕窝有两个方法，一个就是加冰糖，然后加水；另一个就是在炖燕窝时加一些其他滋补药，比如可以跟百合一起炖，跟莲子一起炖，这就是增加点量，增加点滋补的效果。炖燕窝时最好不要加任何热性或味道大的食材，因为它起的就是一个润物细无声的、平和、平稳、和缓的作用，不要那么大张旗鼓。

第6章

药用和食用价值接近燕窝的食材：银耳、木耳、地皮菜、石花菜、海蜇

银耳和木耳有什么区别？从现代科学上来讲，它们都属于真菌类，又不属于同一个科属；从口感上来讲，一个比较黏，一个比较爽脆；从功效上来讲，一个滋阴润燥的效果比较好，一个没有太多的药用价值。

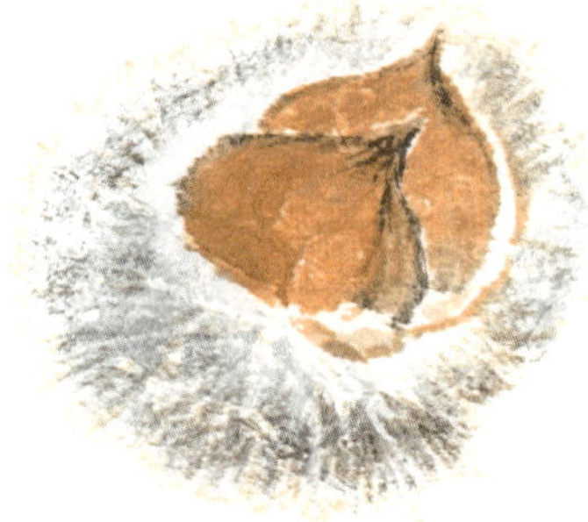

1 银耳：药用价值和食用价值接近燕窝

前面介绍了燕窝。有同学问：“不想吃燕窝怎么办？”不想吃燕窝就给大家推荐一个功效、药用价值和食用价值接近燕窝的食材——银耳。

银耳和木耳有什么区别？从现代科学上来讲，它们都属于真菌类，又不属于同一个科属；从口感上来讲，一个比较黏，一个比较爽脆；从功效上来讲，一个滋阴润燥的效果比较好，一个没有太多的药用价值。

我们现在一说起菌都谈菌色变，但生活中离不开菌。发酵需要乳酸菌、酵母菌，肠道也有各种有益的菌群。真菌有一个特点是寄生，它本身没有自我制造营养成分的功能，要从它的宿主身上获取营养。但如果宿主是健康的，有免疫力的，就难以寄生，所以，真菌一般都是寄生在一些腐朽的、阴暗的、潮湿的地方。

我们对木耳、银耳的认识也是这样的。木头活着的时候属于阳，是向上的、绿色的、生发的。死了以后就有两种归属，一是点着了变成火，这是它变成了阳气或化为阳的、生阳化火的一个趋势；另一个就是在那儿静静地被真菌等各种微生物分解，变成朽木，最后身上长出叫木耳的菌，这就是它的本性变得阴化，化成阴了。

因此，我们中国人观察事物是用自己的感性和理性结合起来去体会它。木头化成火了，烤火、做饭、做菜、煮水就是用它阳的一面；它长出木耳了，我们吃木耳，就是用它阴的一面。

蘑菇也是类似，长在阴暗潮湿的地方。但要注意，长在阴暗潮湿地的生命有两种可能，要么极阴，要么极阳。中药中的附子也长在这种阴暗潮湿的地方，但它的阳气非常足，这是两个极端。

先说一下银耳。银耳是一种菌，属于担子菌门，银耳纲，银耳目，银耳科，银耳属，就是自成体系，不要把它跟木耳混为一谈。有的地方把银耳叫白木耳、雪耳，其实它的营养价值是菌中之冠。银耳天然的长相很好看，像菊花或鸡冠。新鲜的银耳摘下来是柔软、洁白、半透明的，而且有弹性，我们一般吃的都是干燥后的银耳。

在古代，银耳是养生的佳品。我查了一下，清代的《御香缥缈录》里说，银耳市价极贵，一小匣子银耳要花一二十两银子才能买到，这是在古代。因为现在我们学会了采它的孢子，采它的菌种，学会了人工栽培，使得这个东西也能进入寻常百姓家。

真菌类都要寄生，我们吃到的其实是类似它的子宫一样的东西，叫子实体。子实体一散开，里面的孢子通过风传播，找到适合它生存的地方就会开始繁衍后代。所以成熟的银耳表面会有一层白色的粉末，就是银耳的孢子。现在也有用灵芝的孢子来做中药的。

银耳寄生的宿主是树，但它还有一个伴生的菌叫香灰菌，也叫耳友菌，就是银耳的朋友。它能把木头的纤维、木质素、淀粉分解，让银耳的菌丝吸收营养成分，所以银耳显得比较娇嫩。

银耳的生活环境阴暗潮湿，它不喜欢高温，可以稍微耐点儿低温，而且它对光照特别敏感，受不了直射光。可能有人去过森林，《与朱元思书》，里面讲“横柯上蔽，在昼犹昏；疏条交映，有时见日”，就是这种环境。银耳没有阳光不行，得有散射的阳光。而且银耳对氧气的需要特别强烈，所以在无氧、缺氧的环境下，它就不大容易发育。

考察一下历史，我国最大的银耳栽培基地在古田。

怎么吃银耳？

现在我们就说怎么吃银耳。

我们选择银耳一定要知道优质银耳是白中带黄的，纯白的银耳一般都是硫黄熏的。我们要用银耳滋阴润燥的功能，如果里面加了硫黄，会起相反的疗效。一定不要追求那种洁白的银耳，买的时候银耳是黄褐色、表面没有霉斑、没有虫蛀、有光泽、没有杂质就可以了。可以闻一下，正常的银耳闻上去没有任何气味，如果闻上去有酸臭味，那就是硫黄的味道。也可以用手摸一下，正常的银耳泡发以后有韧性、有弹性，而且没有发黏的感觉。

银耳的医用价值是滋阴润燥，能让皮肤变好，而且对肺尤其好。所以，历来银耳都是跟燕窝齐名，但没有燕窝贵的一个滋补食品。

银耳的食用方法如下：先用冷水泡，用开水泡容易发黏，口感也不好。泡好以后要洗一下，摘一下，去掉发硬的根。因为它比较薄、比较脆，尽量不要揉烂，做多少吃多少，最好当天吃完。银耳的煮用方法跟燕窝一样，可以做银耳莲子羹、银耳冰糖羹，加一点儿红枣、枸杞也可以，其实单纯煮点儿银耳，放点儿糖就挺好吃。

2 木耳：药用价值不大，但食用价值很高

简单说一下木耳。木耳不是药材，它是一个广泛的食材，也是很好的食用菌，属于真菌界，真菌门，担子菌亚门，木耳目，木耳科，木耳属，跟银耳不是一个科属。木耳的特点是，它的菌丝寄生在树上以后，可以直接从木头里吸收营养，它不需要伴生菌的存在。而且它的生长条件比银耳更宽泛一些，也就是说它没那么娇气，所以大家看到的、吃到的木耳就比银耳多得多，而且价格也相对便宜。

我们吃到的木耳都是干燥的，还有压缩的，泡发时如果你放多了最后能发出一盆。我们平时主要是用木耳做菜，木耳有不同的品级，采摘的季节春天、夏天、伏天、秋天都有，其实春天的最好。

我个人认为木耳有滋阴补血的作用，还有润燥通便的作用。所以我在烹饪的时候会加点儿木耳，做汤、做菜。另外，木耳的颜色也是很好的点缀。它的药用价值不大，但食用价值很高。

3 地皮菜：好吃，基本是野生的

给大家再推荐一个最接地气的滋补阴液的菌类，叫地皮菜，有的地方叫地木耳、地耳、地皮子、地衣。

地皮菜是我们老家的叫法，它主要生长在田间、地头、水边，它的特点就是只有下雨以后你会找到它。雨过天晴，太阳一出来它就消失了，所以大家都是趁着下雨或雨后，赶紧去采地皮菜。

地皮菜名字听着很土，但非常好吃，后来研究发现它是一个很有意思的食材。从植物学归类来讲，它不属于细菌、真菌，属于藻类。藻类跟真菌的区别在于，藻类能进行光合作用，而真菌只能依附寄生在其他植物身上汲取营养。但你要说地皮菜就是藻类，也不完全是，因为它好像养活不了自己，它身上还有一种真菌，它们形成了一种共生或寄生关系。

地皮菜是属于蓝藻门的念珠藻科，但它身上寄生有真菌，或者说它本身就是一个从藻类进化到菌类的一个过渡。

我小时候也采过地皮菜，雨后在村里跟着大人或大孩子去采地皮菜。地皮菜非常可爱，墨绿色或偏黑一点，滑滑的、亮亮的，一般都是在腐烂的草根下和潮湿的地方。地皮菜好吃但是难收拾，回家以后要把草根、土淘洗干净做菜吃，很好吃。

地皮菜滋阴润燥的效果特别好，当地人是当木耳一样吃，但我觉得它比木耳的口感更好一点。木耳是真菌，而地皮菜有藻类的特点。最可爱的就是它里面含有胶质，口感弹弹的。

地皮菜是一个很高级的素菜，就是给吃素的人们准备的一个菜。比如我们吃素包子，里面放鸡蛋、地皮菜就很好吃。当地人还用地皮菜做汤，或用地皮菜炒鸡蛋，还有人用地皮菜炒韭菜，都是很高级的食品。

我后来研究了一下地皮菜，地皮菜极其有耐性，耐旱性特别强。有同学问："你不是说它碰见水以后才能出来？"是，它碰见水才能出来。而且，即使它干燥十年、几十年，只要加点儿水，也马上就能焕发生机，繁衍后代，自个儿先生存，然后长出孢子，通过风传播。

地皮菜好吃还有个重要原因就是它基本是野生的，我看了一下现在的食品农业、工业没有把地皮菜培养出来的，它不像木耳、银耳或其他蘑菇，只要准备好木头、钻上眼、浇上水，把孢子粉撒进去就生长。地皮菜是跟真菌一样共生的，所以特别不好人工培养种植。有机会的话，现在物流很发达，网上都有，大家可以定一下。一般定的都是干菜，然后泡发一下，按照各种食谱做一下这个菜，真的很好吃。

4 石花菜：滋阴润燥，补肺气，润肠通便，化痰散结

下面我介绍一个海边的藻类，叫石花菜。

石花菜是一种海藻，以前我介绍过紫菜、海带，都属于这种藻类。

尽管我不生长在海边，但我很早就知道石花菜，原因是我爸爱做饭，经常会鼓捣一些稀奇古怪的食材，做得也很好吃。当时我爸做这个菜是凉拌的，吃起来特别爽脆滑嫩。问我爸这是什么东西，我爸说这叫石花菜。

石花菜生长在海边，颜色偏黄、偏白，但也有一种是偏红或紫红，甚

至是酱紫色的。如果光合作用好，通常为淡黄色，而且直立丛生，有像鹿犄角一样的分支，成双成对。有的地方也会把它叫鹿角菜、珊瑚菜。

中国沿海的石花菜资源非常丰富，辽东半岛到台湾沿海也都有。石花菜一般都生长在海里的珊瑚礁上，如果水质好，盐分越高，长得就越红；光照越强，长得越黄白。

石花菜买回家择洗干净，直接开水焯一下就可以做凉拌菜，很好吃。但它更主要的作用是可以做凉粉，把石花菜久煮，煮烂后过滤，过滤出来以后沉淀，沉淀以后会变成凉粉。随你划成块、切成段、切成丝，拌点儿料汁就可以吃碗凉粉。沿海地区都有这种吃法，有点儿像我们吃山药蛋、红薯粉一样，人家用的是石花菜做的粉。

石花菜有很好的食用价值，它也有一些药用价值。中医认为它性凉偏寒，主要作用是滋阴润燥，能补肺气，润肠通便。无论是凉拌菜，还是做琼脂、凉粉都可以考虑一下石花菜。

按西医研究来讲，石花菜含有多糖、维生素，我们认为它就是个海边的东西，有一个很好的作用，能化痰散结。像有痰但特别难咯出来，或者干咳无痰，肺里有小结节，有燥痰，可以多吃点儿石花菜，或者把石花菜作为一个常用的食材在家里备着。

5 海蜇（水母）：从古至今中医都是把它当药品来用

上面推荐的都是一些植物或菌类，最后我推荐一个海边的特产——海蜇，可以滋阴补液、消痰化积散结。

海蜇又叫水母，为什么叫海蜇？因为它确实蜇人。海蜇是什么科属的动物？我们以前听说过有腔肠动物，后来改成了现在的名字，它是水生的无脊椎动物，现在把腔肠动物这个门改成刺胞动物门。

海蜇的特点是只有进口没有出口，它的呼吸和进食都是一个口，没有排泄孔，通过自己的内胚层、中胚层、外胚层排泄，就渗出去了。所以，这是一个非常低等的动物。但大家记住，低级的动植物滋阴润燥的效果都比较好，高级的东西都有点儿壮阳，基本上是这么一个思路。

大家基本上都知道海蜇要凉拌着吃，老醋海蜇头。

我们一般用它的身体，有海蜇头的部分，像外伞面，里面凹下来，底下下垂的管叫垂唇，还有一些触手，这就不细分了。我们基本上吃这个头和它的伞，我们叫海蜇皮，还有海蜇尾。

鲜的海蜇不用说了，我们现在基本上都是吃它的干货。海蜇皮要泡发一下，用冷水或温水泡发 4 个小时以上，泡发的时间越长效果越好。鲜的海蜇比较脆、嫩，老的海蜇比较韧，就需要泡发。最早人们取鲜海蜇还要用一些盐和白矾泡它，因为它身上可能有毒素。海蜇皮切成丝以后用开水焯一下就行，焯一下就熟了。然后准备点儿其他配料，比如酱油、醋、香油，再放点儿黄瓜丝一拌，就是一道很好的凉菜，老醋蜇头主要就是用醋拌它。

下面说一下海蜇的药用价值。

人们把它当食品，其实从古到今中医是把它当药品来用。它适用于什么？它的本性寒，且有滋阴润燥的功效，所以特别适用于治疗阴虚、燥热、痰热的咳嗽。这种痰热是干咳少痰或痰块痰结的痰，而且大便干燥。

海蜇爽口，加点儿醋，能解酒、醒酒，尤其能解白酒喝多了时的燥、渴、烦，因此，海蜇是一道不错的下酒菜，也是解酒菜。对脾胃虚寒的人来说，最好少吃，对海鲜过敏的人就不用吃了。另外，海蜇头用醋泡了以后还能预防或控制肝火旺、脾气暴躁，所以海蜇可以说是个非常好的秋天吃的食材。

沿海地区的人应该选用鲜的海蜇头，但现在一些不良商家为了给海鲜保鲜，乱加一些药品。比如把甲醛加到泡海蜇的水里，液体就变成了福尔马林，保持肉质不坏。我们学解剖用的尸体，人体解剖实验的尸体都是泡在福尔马林里。那个味道我到现在都记得，母校教学楼一层我到现在也不愿意去，闻到那个味就难受。甲醛挥发出来影响呼吸道，所以买鲜海蜇的时候要留个心眼，最好是买干的海蜇自己泡，自己发，自己吃。

第 7 章

名贵的蘑菇：口蘑、台蘑、松茸、红蘑、猴头菇、竹荪

蘑菇是一种真菌，一种菌类，有的地方叫蘑，有的地方叫菇，有的地方叫菌子，还有的地方叫蕈。叫法很多，根据我的观点简单分一下，那些菌体光滑的，没有皱褶的叫菇；那些有伞盖，底下有皱褶的叫蘑。

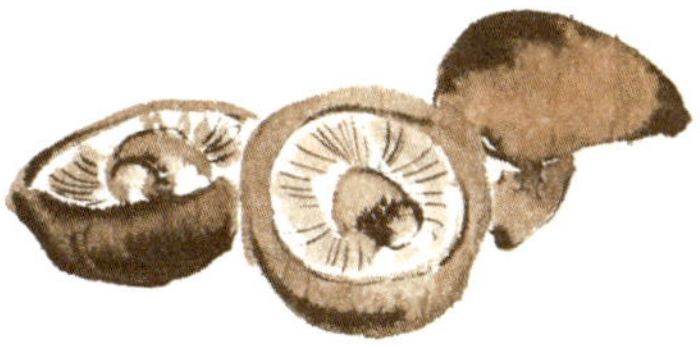

1 蘑菇：有伞盖，底下有皱褶的叫蘑；菌体光滑的，没有皱褶的叫菇

下面主要介绍一下蘑菇。蘑菇是一种真菌，一种菌类，有的地方叫蘑，有的地方叫菇，有的地方叫菌子，还有的地方叫蕈。叫法很多，根据我的观点简单分一下，那些菌体光滑的，没有皱褶的叫菇；那些有伞盖，底下有皱褶的叫蘑。

蘑菇深入人心，我印象中特别好吃的蘑菇，第一个就是口蘑，按我刚才的分类应该叫口菇，因为它很圆滑，白白胖胖的。我最早接触口蘑，是小时候我爸做饭用的这个食材。那会儿没有鲜的口蘑，就是口蘑罐头，我有时候跟着偷偷尝两个。口蘑罐头的口感非常好，特别嫩，特别肥厚，有点儿像吃肉。

它为什么叫口蘑？因为它生长的地方在张家口附近，张家口的张北坝上，地势比较高，容易出现口蘑。后来我再次吃到口蘑是在20世纪90年代初，在饭店点了奶油蘑菇汤，我印象特别深，奶油很醇厚，里面飘着切成片的口蘑，很香。

后来厚朴开了西餐课，请了王德利老师教我们做奶油蘑菇汤。

另外我跟王老师学会了一个很简单的吃口蘑的方法，把口蘑的柱子拔掉以后，留下它的头，口朝上放在平底锅里，放点儿奶油或植物油，然后微火煎。煎一会儿你就发现，整个口蘑里一汪水，稍微放点儿盐，端起口蘑喝一口，非常鲜美！

2 台蘑：很珍稀，卖得也很贵

另外我印象特别深的是忻州五台山出的一种蘑菇——台蘑，它其实是蘑，不是菇。台蘑好吃的原因，就是它在那一面山坡上生长，很珍稀，卖得也很贵。

在大同或太原的一些饭店点菜，就点葱烧台蘑，比一般的肉菜贵。我印象非常深，真的很好吃。后来可能改成人工种植，味道就差了很多。

3 松茸：很高级的享受

还有印象深的蘑菇是松茸。

以前都是到日料店里吃，日料店中有个小的紫砂壶，里面有一壶松茸汤，汤中没几个松茸，但是能喝出松茸味。后来，我的很多学生、朋友经常到了季节给我寄一些，我就会将松茸洗干净用黄油煎一下，或者干煸，还有熬汤喝，基本实现了吃松茸的自由，这是一个很高级的享受。

4 红菇：治疗腰腿疼痛、手足麻木、缺铁性贫血

还有一个我印象特别深的蘑菇是红菇。

详细介绍一下红菇。红菇属于生长在草地的菌类，它以腐殖的草作为

营养来源，特别是一些动物粪便。所以很多采红菇的人都会沿着动物的行踪，在有粪便的地方找到红菇。红菇跟其他蘑菇的一个区别，是它还有很好的药用价值。

从中医理论来讲，蘑菇属阴，但它能长成红色，里面就有一些阳气或有热性的成分，所以红菇除了味道鲜美，被作为食物以外，它还是一个药物来源，有舒筋活血的作用，所以它主要治疗一些腰腿疼痛、手足麻木，还有四肢抽搐。有一个中成药叫舒筋丸，里面就选择了红菇作为一个有效的成分。

红菇能治疗一些缺铁性的贫血或失血性的贫血，因为我们有个讲究叫以色补色、以形补形。比如剥花生的那层红衣，我们就来治疗贫血，效果也非常好。所以，红菇跟其他菇还是有一点特殊的不同。

5 猴头菇：滋阴润燥

从历史上来看，最珍贵的蘑菇是什么？应该就是猴头菇，简称猴头。我以前讲山珍海味，山珍中就有猴头，海味中就有燕窝，所以经常是猴头和燕窝连用，以前都是贵族的食材。说它贵族是因为，第一不容易获得，第二不容易保存。

我很小的时候听说猴头菇、燕窝，想着燕子既然是动物，猴头菇肯定也是动物。后来一看不对，猴头菇就是一个菌，就是一个蘑菇，它长在松树林里，但它的特点是个头比较大，上面毛茸茸的、黄黄的，确实有点儿像猴头。

我考察了一下，在中国饮食历史上，猴头菇都是作为一个很好的食材和药材应用的。为什么是药材？人们通过食用猴头菇或分析它的成分，最后得出结论，猴头菇滋阴润燥，包括祛虚火的效果都非常突出。

什么叫虚火？简单说一下，比如你发高烧可能是实火，但你要发低烧，而且是缠绵不愈的低烧就有点儿像虚火，我给它定义虚性亢奋，什么叫虚性亢奋？比如正常的锅里放点儿水，火大了把水烧开，蒸汽特别多，水烧干了锅烧红了，这叫实火。另外就是火并不是很大，但锅里的水比较少，且一直保持在沸腾的状态，最后锅也烧干了，这叫虚火。

治疗实火，我们要釜底抽薪，把锅底下的柴火去掉一点，保持水微微沸腾就行了；治疗虚火，需要往锅里加水，这叫“壮水之主，以制阳光”。

我们吃的很多食材，比如滋阴润燥的这些食材，基本就是往锅里加水的办法。前面说的燕窝、银耳是这样，本篇推荐的猴头菇也是这个道理。

现在猴头菇不是那么珍贵了，是因为人工栽培掌握了它的菌种和它的生存条件。猴头菇这种菌类可以在完全没有阳光的状态下生成长大，然后成熟，这是它的一个特点，所以它的阴气比较重。很多人说阴气不好，不一定，你碰到阴虚火旺的人，阴气足、阴气重的食材就对他比较好。现在，猴头菇因为人工栽培容易获得，我建议大家可以有针对性地尝试一下。

它确实好吃，特点是肉比较厚。比如我们采点儿普通的蘑菇，本来挺大的，晒干以后就那么点了，泡发以后也不是很大，而猴头菇因为个头比较大，真长大的话有十几斤的猴头菇，可能大家见过的蘑菇类最大也就是杏鲍菇那么大了，猴头菇比那个还大，可以有针对性地尝试一下。现在很多厂家除了把猴头菇制成食品以外，还制成药品。我们耳熟能详的很多治疗胃病的药，甚至预防癌症、治疗癌症的一些药都有猴头菇的成分。比如三九胃泰、猴头菌片、太阳神猴头菇口服液等，都有它的存在。中医认为，猴头菇是在腐败的、腐朽的木头上生长出来，聚集了木头身上的阴气。如果这个阴气正好用在了阴液缺乏、虚火亢盛的人身上，就能让他的身体达到一种平衡。

猴头菇治疗胃病，尤其是一些溃疡类的胃病，还有一些慢性萎缩性胃炎和早期的胃癌，效果比较好。我给大家讲过，人的胃壁分泌胃酸，但胃酸不会把胃腐蚀掉的原因，就是胃黏膜上面有一层黏液保护自己的平滑肌。如果这层黏液没了，胃黏膜就会变得干燥，胃的腺体也会萎缩，这时就容易伤害到胃的本身。

所以，我们治疗胃病不怕溃疡、糜烂，就怕变成腺体萎缩的胃炎，这时我们会用一些滋阴润燥的食材或药材治疗这些症状。慢性萎缩性胃炎的病人一般都心情不舒畅、抑郁，而且平时容易嗳气，吃东西的量很少，也没什么食欲。治疗这种疾病，我们都用一些凉性的、润燥的，还能活血的食材，比如百合、石斛、黄精和玉竹。

治这个病最怕用辛辣的食材。很多人就是因为喝酒或爱吃香辣的东西，把胃的黏液都消耗光了，如果这时还用辛辣的食材，吃完人的胃就更受不了了。

其实这有点儿像用伤寒的方子治温病，最早我接触过萎缩性胃炎的病人，看到以前的大夫给他们用的全是热药，干姜、肉桂、高良姜这些东西，还用一些豆蔻这种香料药，越治越坏，越治越不舒服，所以我就用一些滋阴润燥的药物，猴头菇是我们推荐治疗萎缩性胃炎、早期胃癌的一个很好的食材和药材。

另外我们也把猴头菇推荐给一些癌症病人，癌症病人的底子是阴寒的凝聚，但很多癌症表现出来的是虚性的亢奋，病人会有低烧、干燥、疼痛的表现。所以在用抗癌药、化疗药、放疗药之前，应该用猴头菇把病人的虚性亢奋的状态改掉。用猴头菇做的药有抗癌的作用，比它更好用的是灵芝的孢子粉，将来我会介绍，这也是从性质阴寒的蘑菇类的东西上提取出来的有效成分。

很多人不理解，癌症是阴寒凝聚，为什么还要用凉药？中医有一个观点叫“急则治其标，缓则治其本”，比如关节冷、疼、痛，摸上去骨头都凉，上来就给他用热药是不对的，如果这些人嗓子疼，口腔溃烂，黏膜有溃疡，说明用的热药全跑到这里了。所以，我们先把表现出来亢奋的东西缓解掉，再用他的正气、能量去攻，配合药物能量攻克那些阴寒凝滞的癌瘤，这是我们治疗的一个思路，也给大家做一个解释，猴头菇为什么能治各种癌症。

除抗癌作用，猴头菇还有保护肝脏（臟）的作用。很多人吃了一些对肝功能有影响的药后，造成肝功能的损伤，就可以用猴头菇作为食材或药材，保肝和护肝。

但需要注意的是，本身就是阴寒或痰湿很重的人，再吃菌类或蘑菇类的东西，除了让自己变得更阴寒以外，没有其他效果。

我们平时怎么做猴头菇？就是把它泡发以后，单炒制或炖制，很香，挺好吃。古人说，宁可不吃肉，也吃猴头菇，就是说它有一种特殊的香气和口感。吃猴头菇可以配点儿鸡肉，如果为了达到更好的滋阴效果，也可以配一些猪肉或其他肉吃，比如配蹄筋。但正常人吃的话建议最好配鸡肉，鸡肉可以平衡猴头菇的寒性。

6 竹荪：山珍之王，能补气、滋阴、润燥

下面我说一下竹荪。要说蘑菇里排名第一的是猴头菇，排名第二的，我自荐一下竹荪。竹荪是竹子根部腐烂以后，长出来的真菌，而且它长得非常漂亮。我看过竹荪的纪录片，冒出一个头，然后一个盖，长高了以后长出一个白色长裙一样，挂下来，这就叫竹荪。

竹子全身都是中药，我们把竹子削下来的屑叫竹茹，它有苦寒清热、清心除烦的效果。把竹子烤出水，叫留取丹心照汗青，就是烤竹子出了

汗，流出来的汁，收集起来叫竹沥水。竹沥水是治疗痰热在肺、在心的一个非常好的药，它能把浓的、黏的、硬的痰块、痰核化解或排出来。另外作为食材的竹笋，春笋疏肝，冬笋补肾，我以前都说过。还有大家知道用竹子包上盐，制成竹盐的牙膏，也是中华历史一个很好的传统，以前人没有牙膏就用竹盐，竹子是苦的，盐是咸的，两个结合起来刷牙效果非常好。

说到竹荪，竹子本身性寒，那么竹荪又得了竹子里的精气，长出来的性质是更加凉，所以滋阴清热、润燥除烦的作用更好一点。

竹荪主要是做食材，它的特点就是本身没什么味道，但能完全吸收其他食材的味道。从古到今，人们都把竹荪当成一个特别好的配菜。

竹荪能补气、滋阴、润燥，润肺止咳，所以我们现在治疗一些热性的咳嗽，咽喉的肿痛，还有高血压、高血脂，都把它作为一个营养品。另外，竹荪也有抗肿瘤的作用，类似猴头菇，还有降血脂的作用，老百姓讲竹荪能刮油，我们以前说刮油的东西多了，有人说吃茄子、绿豆能刮油。竹荪解腻、消食化积的作用是比较强的，跟一些油腻的食材一起做，确实能起到中和解腻的作用。

竹荪还有一个特别突出的优点，放了竹荪的菜保质期可能相对较长，因为它有防腐的作用，而且还不是通过杀死细菌防腐。

所以，竹荪被称为菌中之品，山珍之王，还有人把它说成素菜之王。建议想要减肥、控制体重控制血脂、血糖、血压的人都有针对性地吃一些竹类的制品，竹笋也好，竹荪也好，都是一个很好的选择。

第8章

常见蘑菇、灵芝、冬虫夏草、蕈

我们一定要吃熟悉的、可食用的蘑菇，不要好奇探险吃那些有毒、有害的蘑菇。另外，我们要学会利用食材的寒热平衡搭配出一个美味，既满足了口腹之欲，又满足了心理需要，对身体有益的食谱。

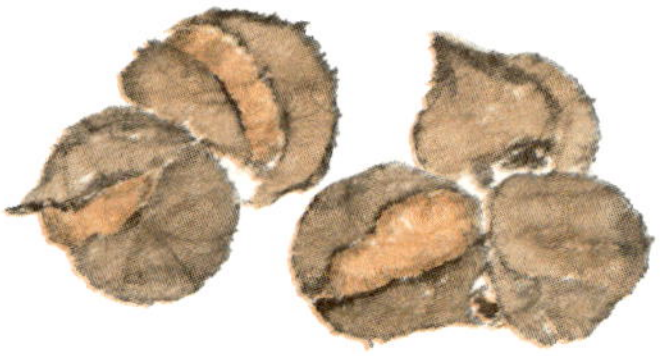

1 常见蘑菇

介绍完名贵的猴头菇、竹荪，我再介绍一些咱们平时能吃到的，同样也有营养价值的蘑菇。

平菇：炖个汤，做天妇罗

第一个就是平菇。平菇最大的特点就是产量大，而且价格相对便宜，因为人工培植以后，平菇产量有了很大提高，所以在超市、在菜市场都能轻易买到。我见到的就是上面灰、底下白，非常嫩，买回家以后也不用切，撕成条、撕成块，炖个汤，炖鸡时就放进去就行。

另外，也可以吃炸蘑菇。把平菇拿开水焯 1 分钟，半生不熟，然后用面和鸡蛋将其裹上，调点儿盐，热油炸成金黄，再炸一次，撒上椒盐就能吃。

口蘑：什么都不加，本身就好吃

第二个就是我前面说的口蘑，口蘑的做法就不用说了，本身就好吃，什么都不加，放点儿油一煎就能出水，还有跟其他食材配在一起，做奶油蘑菇汤、蒜香蘑菇，简单浇点儿酱油，就可以。

香菇：炖肉、做菜、做汤都可以

第三个常见的蘑菇，也是在菜市场、超市就能买到的，叫香菇。香菇有干的，也有新鲜的，无论炖肉、做菜、做汤，都可以用香菇。它叫香菇，其实人工栽培以后，它的香气已经弱了，但比起其他蘑菇来说还是有点儿香味的。

香菇是圆墩墩的褐黄色的，我们经常看到有人做香菇的时候，在它的伞盖上划四刀，做出“十”字造型，让它更好地入味。最早跟我爸学香菇油菜的时候，学会用香菇，当时我们用的还是干香菇，先泡发然后洗干净。科学研究香菇里含有一种酶，对纠正人体一些酶的缺乏是有好处的，可以提高免疫力，延缓衰老。

香菇既是一个很好的食材，也是一个药材。香菇油菜是我最早学会的一道菜，蒜蓉炝锅，然后把洗好的油菜段跟香菇放进去爆炒，撒点儿盐就可以出锅了。香菇是我们平常真实生活里用到最多的一个菜。

榛蘑：香气和鲜美程度超过一般的菇类、菌类

另一个常见的蘑菇就是榛蘑。为什么推荐榛蘑？因为它目前还是纯野生的，人工培育不了。榛蘑就是榛树上产的一种蘑菇，既然它野生，香气和鲜美程度都超过一般的菇类或菌类。现在科学研究也说它含有各种元素，咱就不提了。雪村唱的《东北人都是活雷锋》里，就唱了榛蘑，所以榛蘑比较珍贵。东北名菜小鸡炖蘑菇就是榛蘑，是标配，其他的当然也可以。所以，榛蘑值得大家去收集，回家给孩子做顿饭。

茶树菇：干锅茶树菇

南方人爱吃茶树菇，茶树菇就是腿细长，伞盖也不大。我们一般吃的也是干的，最早我们吃的就是干锅茶树菇，用点儿五花肉，然后把茶树菇用热油、豆瓣酱炒出来，葱、姜、蒜爆香，再放五花肉煸出油以后，加入茶树菇翻炒，喜欢吃辣的人吃还可以弄点儿剁椒酱。茶树菇本身是一个很好的菇类食材。

草菇：吃它有点儿像吃猪肚

吃起来比较新鲜，而且鲜美的口感跟口蘑差不多的蘑菇叫草菇。我特别爱吃草菇，就是它有点儿像吃猪肚。猪肚洗得太干净，就不太好吃了，猪肚皮里有个夹层，夹层里有黏液，黏液是最香的。我吃草菇，就吃出了这种感觉，它非常鲜美，非常滑嫩，外形也比较可爱，圆鼓鼓、肉乎乎的。

其实，很多酱油里都加了草菇的成分，做菜时可以提高菜品鲜美度，所以草菇很鲜美，烧、炒、做汤都是很好的食材，偏于高端。

经典的吃法就是蚝油草菇，其实我觉得这有点儿画蛇添足，草菇本身就很好，溜一下，勾个芡就很好吃。

杏鲍菇：在日本，把杏鲍菇排在蘑菇里的第一位

蘑菇中最大的就是杏鲍菇，杏鲍菇的头不大，脑袋、脖子一边粗，它的茎特别粗，特别壮，有人把它叫鸡腿菇。在日本，杏鲍菇排在蘑菇里的第一位。

其实杏鲍菇的香气一般，但口感挺好，类似鲍鱼，所以它经常被用来做浇汁素鲍鱼，把杏鲍菇切成厚片，打上花刀，在食用菜籽油里煎一下，煎软，上面再浇各种调料汁，浇上热油，吃起来像鲍鱼片。

蟹味菇：跟海鲜的香味一样

我们经常吃的蟹味菇，也是用和杏鲍菇同样的方法炮制。蟹味菇的个头比较小，我见过的有褐色的，也有白色的，有的地方把它叫海鲜菇，因为它能带来一种海鲜的香味，一般把它跟牛肉、鸡肉一起炒。

金针菇：今天吃下去了，第二天拉屎出来还是它

最后说一下金针菇，金针菇是一个配菜，样子也很好看，吃炒菜、喝汤、吃火锅都能见到它。

但金针菇不太好消化，所以你涮火锅的时候，吃一些特别热性的食材，可以用金针菇，做水煮牛肉也行，做火锅底料的配菜也行，单纯吃它容易滑肠。

日本人挺喜欢金针菇，说它能增长智力。其实，所有的食物吃对了，都能增长智力。

2 灵芝：救命的仙草

蘑菇或蕈菌里最有药用价值的是哪一个？答案是灵芝和冬虫夏草，这两个都是真菌类的生物。

灵芝深深印在我们的传统文化和中医药文化里，在《神农本草经》里提到，它叫赤芝或紫芝，其实就是灵芝。紫芝“味甘温，主耳聋”“利关节”“保神益精”，保神是很重要的，人活就是一口气，精气神，有精，有气，再有神，很多人失魂落魄；“坚筋骨，好颜色”，能让人吃完以后脸色变好；“久服轻身不老延年”，久服有两个含义，一个是煮着灵芝水喝，再一个就是将灵芝挂在身上闻它的味。

《本草纲目》除了继承《神农本草经》的这些观点以外，还提出了灵芝能治疗虚劳。虚劳就是虚性的亢奋，我给虚劳做过两个比喻，如果自行车的轮胎不打气就那么硬骑，最后车轮会磨损，变得凹凸不平，这是一种虚劳；再一个高速旋转的钻头打磨东西时，不加水或油润滑降温，在那儿

干磨，也叫虚劳。所以，虚劳就是在没有气、没有液、没有精的情况下，还在磨损消耗，这就叫虚劳。很多人爬山、走楼梯，最后把半月板磨坏了，就是这个原因。此时可以用灵芝补虚，疗虚损，填精。

灵芝的功效：治疗失眠、老胃病，保肝护肝……

灵芝的功效是什么呢？给大家总结一下，第一是治疗失眠。失眠的人就是伤了精或劳了神，处于一种虚性亢奋的状态，表现得很困、很累，但躺那儿就睡不着，越想睡越睡不着。这种虚性亢奋的人，就适合吃灵芝，可以用灵芝泡水、煮水喝。有人说睡不着起来打游戏、看电影、听小说，没戏，睡不着起来啥也干不了，就是那种虚性亢奋，很假。

另外，前面我说了猴头菇能治疗多年的胃病，这种胃病就是有溃疡面，腺体萎缩，甚至有早期胃癌的症状，属于阴虚火旺的情况，也可以用灵芝煮水喝。灵芝也有保肝和护肝的作用，能抵抗病毒对肝脏（臓）或肾脏（臓）的侵袭。所以，我们一般用灵芝煮水喝，或把它研成碎面冲服。

灵芝的采集和加工，就是把它的朽木、泥沙取掉，然后阴干或烘干。最近几十年，又出了灵芝的产品，叫灵芝孢子粉，开始说吃孢子粉治肿瘤，后来又迭代一个技术，说灵芝孢子粉基本上穿肠而过，于是又提出个新概念叫破壁，用这个技术把灵芝孢子粉外面包的壳打开，然后吃里面孢子的营养，我个人认为有道理，但不像他们说得那么神奇。临床上碰到阴液不足、精神消耗过大的人，我会推荐泡或煮灵芝水喝，或让他们吃点儿灵芝孢子粉。

3 冬虫夏草：免疫调节，抗癌，降血糖，抗疲劳，抗衰老，抗心肌缺血，治疗长期慢性的咳和喘，提高性功能

说完了灵芝，下面说一个真菌类的生物，冬虫夏草。

高原、草原上有一种蛾子，叫蝙蝠蛾，会经历一个先做虫子，然后由虫子变成蛾子的一个过程，如果很不幸，当幼虫被一种真菌感染以后（有的人脚上长脚气，就是真菌感染；有些女生的阴道被感染，流出豆腐渣一样的白带，也是真菌感染；有些人长灰指甲也是真菌感染），活不到变成蛾的那一天它就死了，加上温度、湿度合适，感染它的那些孢子就会借它肉体的营养生长发育，长出小棒槌，再产生它的孢子，然后随风飘荡，找到下一个倒霉的蛾子的幼虫，这就是冬虫夏草的来源——一个被真菌感染的虫子死了以后又滋养了真菌，真菌就这样成熟了。

也就是说这个蘑菇是长在虫子身体上的，本身又具有真菌的形态，中医是在明清以后认识到了这个特性，因为到明清，特别是清朝中央统治的势力覆盖了西藏、青海、新疆，打了好几场大仗，当地的药材就逐渐进到中原。所以我看了一下历史资料，在一些药典里，很早就有了对冬虫夏草的记载。

中医认为冬虫夏草是一个非常好的滋阴、补肺和肾的药材，主要用于肾虚精亏、腰膝酸痛、虚喘、干咳或咳痰中带血。现在的医学研究发现冬虫夏草是个很神奇的生物，里面含有各种多糖，核苷酸、甾醇等各种东西并得出一个结论，它有免疫调节、降低血糖和抗肿瘤的作用，免疫调节它表现出来叫双向调节，什么是双向调节？第一个就是你免疫力不足，但吃完这个以后，免疫力就提高了，原来动不动就感冒发烧，这次干脆发一次高烧，以后就再也不烧了。这也挺奇怪，我们吃的是一个被真菌感染的虫

子，怎么会有这么强的提高正气的能力？第二个就是它能抑制免疫过亢，我们现在都知道有免疫风暴，也就是说，感染了一种病毒和细菌以后，白细胞、免疫蛋白上去就被干掉，与此同时，把自身的很多脏（臟）器也被伤害了，很多免疫过亢的病都是这样，比如红斑狼疮、一些肾炎，最严重的是自身免疫性脑炎，我也治过。

冬虫夏草能治疗长期慢性的咳和喘，舒张支气管促进排痰，也能促进分泌清稀的滋润的液体，保护黏膜，还能治疗干咳带血。另外，研究还发现冬虫夏草能提高性功能的水平；最重要的一点，现在证明，它有抗肿瘤的作用。我说了肿瘤不论是原发的还是转移的，第一，它消耗自身的气血非常大，肿瘤病人会在很短时间内急剧消瘦，出现贫血；第二，它会扩散然后破坏你的脏（臟）器，破坏你的身体组织和结构，严重的叫骨转移，我见过的病人还在骨髓腔里注入骨水泥，为了让骨能支撑身体。

总而言之，冬虫夏草可以抗肿瘤、抗疲劳、抗衰老、抗心肌缺血。我们治疗一些放疗、化疗后的病人，就要用一些冬虫夏草来滋养他的精血和神。

冬虫夏草有没有用？中医实践认为它是有用的，因为它就是个菌类，我说过菌类本身就有滋阴补液的作用，所以有类似症状的病人，可以每天炖几根冬虫夏草吃，或在食疗的汤里放点儿冬虫夏草，最后连喝汤带冬虫夏草全嚼了，也可以将冬虫夏草打成粉吃。但现在还有重金属残留的问题，我个人认为只要不是假货，这个东西还能吃，值得一吃。

4 一定要吃熟悉的、可食用的蘑菇

其他就不用说了，类似的菌类还有黑松露，现在被炒得很贵。还有一个我印象比较深的、吃着比较香的，就是蕈。我到常熟去看好朋友，当年当地流行吃一种蕈油面，就是把新鲜的蕈摘下来，用菜籽油或花生油炸，炸完了以后做浇头，当然里面可能也有点儿葱、姜等其他香料，浇头做好后，再来一碗素面哇！那个面我到现在都忘不了。后来当地有个学生，是二期的邬同学，邬同学的父母听说我对这个东西念念不忘，就给我寄了一罐。老太太怎么做的呢？她把干蕈先上锅蒸，蒸软了以后下油锅炸，炸完了以后就泡在油里给我寄过来。后来我只要吃面条就扤一勺，连菌子带油呼噜呼噜大吃，真是印象很深。

我把一些蘑菇的分类说了半天，很多人说怎么不说云南？云南是出菌子、蘑菇的大省，而且我听说过有人在云南吃各种肝菌，吃完以后满眼跑小人，就是中毒了。蘑菇是木头的阴气所化，木头阳气所化，就是冒烟生火了，木头的阴气所化就长出这种菌，它是纯阴的东西，阴之极就会生寒，也出一种鲜味，所以中国人讲了用小鸡炖蘑菇是天下第一绝配，蘑菇不伤人，鸡也不伤人，没有蘑菇的鸡就让你嗓子疼、发烧；没有鸡的蘑菇，让你胃寒拉肚子。

关于蘑菇、菌子、蕈就说到这里，总结一句话，我们一定要吃熟悉的、可食用的蘑菇，不要探险好奇吃那些有毒、有害的蘑菇。另外，我们要学会利用食材的寒热平衡搭配出一个既满足口腹之欲，又满足心理需要，对身体有益的美味食谱。

第9章

补益肺气的瓜

水果也好，蔬菜也罢，没熟的话它会分泌一种东西保护自己，就是你们别吃我，吃完以后让你们难受，让你们长记性。但现在我们的口号都是吃顶花带刺的黄瓜。

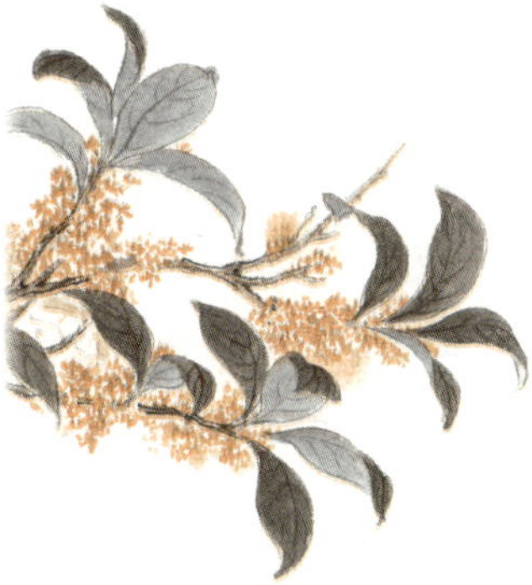

以前我给大家讲过，张至顺老道长讲火谷是补心的，它的种子长在头上。他特别提到藤蔓类的植物结的果实或者它的藤都有补益肺和大肠的作用。今天我们就把藤蔓类的这些瓜给大家总结一下。

1 西瓜：天生白虎汤

第一个，西瓜。西瓜是从西域传过来的，最早产在沙漠地区。汉朝张骞出使西域的时候把它引进，在中国得到广泛种植。前面讲补益脾胃的时候也提到过西瓜，这里主要说一下西瓜的药用价值。

西瓜有个外号叫天生白虎汤。白虎汤是一个著名的中药方剂，我们讲东方青龙，西方白虎，南方朱雀，北方玄武，这四个汤在中药方剂，确切地说在伊尹的《汤液经法》里都有。东方青龙主要的君药是麻黄，颜色是发绿的，所以它有鼓舞肝气升发的作用；西方白虎颜色是白的，里面有生石膏，主要治疗人高烧、出汗，特别渴，就想喝水，脉也特别洪大，就是脉的波幅特别大，也特别快。在这种情况下，我们给他退烧、止渴，用的就是白虎汤，所以白虎汤是一个滋阴、润燥、清热的方剂。我们把西瓜叫白虎汤，就是说西瓜瓤本身能起到这个作用，所以很多人得了类似的疾病，给他吃块西瓜，他也想吃西瓜，给他吃他就好了。

但现在有什么问题呢？西瓜变种了。我一直感叹今年没吃过一块熟西瓜，别说春天了，从春节的时候开始吃西瓜，即使是红色的瓤、黑色的籽，吃到嘴里也是一股生味儿。后来我说慢慢熬吧，熬到夏天可能就好了，到夏天还是那味儿；我说熬吧，熬到秋天可能就好了，到秋天还是那味儿，生的。为什么？一个是大棚，再一个是嫁接。现在为了提高西瓜的产量，就把西瓜嫁接在南瓜秧上。还有膨大剂和催熟剂，我到现在真没吃过一口正经的西瓜。

我记得小时候吃完西瓜就撒一泡大量的尿，颜色是清亮的。现在吃完西瓜不尿，反而发汗。我是百思不得其解。后来了解到，这就是里面膨大剂的作用。所以我特别感慨，去山东的时候到处都是大棚。我开车从济南到青岛，一路向东，两边全是大棚，看不见露天田地。后来我去甘肃，公路两边也都是大棚。现在想吃口正经的西瓜都吃不上，所以天生白虎汤也变味儿了。

2 冬瓜：补脾胃、滋阴、清热、利尿

第二个常见的瓜是冬瓜。冬瓜的绿皮上有一层白毛，像一层霜雪，所以大家给它起名叫冬瓜，但它不是冬天结的瓜，正常夏末秋初就结冬瓜。冬瓜的个头很大。

我以前讲过，**冬瓜甘淡滋润，能补脾胃、滋阴、清热，也有利尿的作用。而且冬瓜本身没啥味儿，跟啥做一起都能吸收食材的味儿。**比如虾仁冬瓜，炒什么菜都很搭。而且我说过，你们吃的所有带馅儿的月饼，都是冬瓜馅儿加各种色素、香精。

冬瓜最重要的药用部分是冬瓜子，我们叫冬瓜仁，古书上叫瓜子。冬瓜仁是治疗肺和大肠细菌感染形成痈、肿、脓、疡的一个重要药物，我们治疗急性阑尾炎、急腹症，就用冬瓜仁，治疗一些肺部的葡萄球菌或链球菌感染，出现咳嗽、浓痰，甚至吐血，肺里出现脓疡的病人，我们也用冬瓜仁，冬瓜仁本身就是一味好药。

3 南瓜：补益脾胃

下面说一下南瓜。南瓜以前也提过，因为它发甜，能很好地补益脾胃，也是食材，不能算中药。南瓜子是一种很好的中药，本身有驱虫、化痰、散结的作用。现在人们研究出它好像对前列腺有好处，所以很多卖南瓜子的人就主打这个噱头，让你恢复青春。

有的南瓜个头特别大，我不知道你们见过的最大南瓜有多大，我在美国的时候见过半个人高的南瓜，因为美国人过鬼节，就是万圣节。1997 年我在马里兰州的老板家里过了一个万圣节，人家出去串亲戚，我一个人看家。一会儿就有人敲门，美国人不讲走亲戚、不讲走邻居的，我以为是来了什么亲戚，一开门吓死我了，一个小孩戴着骷髅面具，然后就跟我要糖，这就是他们的风俗。我一看老板在边上的鞋柜上放了一盘糖，我给了几块糖小孩走了。这儿的风俗就是每家的院子里弄一个南瓜灯，刻出个鬼脸。

南瓜是一个非常好的救荒食材，以前粮食、种子不够吃的时候，流行一个方法叫瓜菜代，就是吃菜、吃瓜，代替吃饭。结果吃得一个个面黄肌瘦，面有菜色，完全营养不良。我不知道现在减肥的人都在干什么，让大家吃黄瓜、青菜、胡萝卜，当兔子养。

我听过一个人在新疆越狱的有关南瓜的故事，还是听马未都讲的。这个越狱的人提前做了准备，他在大沙漠里逃出来以后带了四个大南瓜，用类似爬犁的东西拖着在沙漠走。沙漠没有水，这四个大南瓜有什么好处？既充饥，又解渴，就跟有的人生吃红薯似的。然后他就这么逃出生天，从大漠里逃出来了。所以在饥荒时代，南瓜是一个非常好的充饥的食物。但是你真的说它有多高的营养价值？我觉得里面真正含有你需要的精太少了，它可能淀粉含量高，转化成糖能暂时补充你的需要，但长期来说，南瓜跟红薯一样，吃多了会伤人。尤其含糖量高了以后，会影响胰腺的功能。

我们现在还是应该把南瓜当成菜来吃，而不是把它当主食。现在很多人鼓吹红薯、土豆、南瓜是主食，别逗了，出身就不对。它不是种子，它是果肉、瓜肉，可以适当吃一点儿。

下面我说一下南瓜的药用价值。我们小时候叫南瓜为倭瓜，倭就是日本。以前好像唐朝给日本赐名叫倭国、倭奴，这也跟海运有关。后来人们才知道南瓜是从美洲传过来的，闽浙一带先种的。

现代医学认为南瓜含有多糖，多糖其实就是淀粉分解以后的一个产物。南瓜可爱是它有果胶，果胶有黏性，能调节食物在身体里被吸收的速度，有人认为它能控制饭后血糖的上升。另外就是南瓜含有各种维生素、矿物质。

中医用南瓜解毒，比如食品里有各种添加剂，南瓜里含有果胶，果胶有很好的吸附性，能吸附、粘连很多有毒的物质，起到解毒的作用。另外，它有保护胃黏膜的作用，那些胃黏膜干燥、腺体萎缩的人，吃完南瓜以后能免受辛辣食品对胃肠道的刺激，也能促进疮疡面的愈合。但南瓜吃多了会胃酸，少吃有益。

中医认为，南瓜的子能治寄生虫病，少数民族用药比如彝药、苗药都会用到它。南瓜叶可以用来治刀伤，如果被人砍伤了，可以把南瓜叶晒干了磨成末，起到止血和止疼的作用；南瓜叶跟其他中药一起用，还有治疗小儿疳积的作用。南瓜藤用来泡酒喝可以通利经络和血脉。

李时珍很早就记载了南瓜，他说最好不要生吃南瓜，南瓜煮熟以后味道跟山药有点儿像，炖点儿猪肉就更好吃了，也可以把南瓜做成蜜饯吃。古人说南瓜味道太甜，吃完了以后能诱发脚气和黄疸。但总的来说，它还是一个可以替代主食、缓解饥荒的食材。

中国古代的民俗就是在南瓜快成熟的时候在其表皮上刻上诗文，外国人是过万圣节做南瓜灯笼。我们自己来看，还是要把南瓜当成蔬菜吃。特别强调一下南瓜子，南瓜子炒熟了吃对男性的前列腺有好处，对体内有寄生虫的人也有治疗帮助。

4 黄瓜：脾胃不好的人，不要吃顶花带刺的黄瓜

下面说一下著名的黄瓜。先问大家一个问题，黄瓜是绿的，为什么叫黄瓜？这个问题很好回答，因为你们吃的黄瓜还没熟。你们吃的黄瓜叫什么？顶花带刺，还带着花，花骨朵刚谢，还没长大。带刺是什么意思？别碰我，别惹我，我还没长好。所以，你们吃了黄瓜胃疼。

我一直跟大家说，水果也好，蔬菜也罢，没熟的话它会分泌一种东西保护自己，就是你们别吃我，吃完以后让你们难受，让你们长记性。但现在我们的口号都是吃顶花带刺的黄瓜。但是我建议脾胃不好的人，不要吃顶花带刺的黄瓜，还是等黄瓜成熟了吃，黄瓜片炒个肉片，炖汤，都可以；脾胃好，胃热乎，而且胃动力比较强的人，可以这么吃黄瓜。

黄瓜熟了以后，真的变成黄的了。而且它熟了以后结的子是非常宝贵的，你们可能都不知道黄瓜子能治什么病，黄瓜子能治骨折。所以，很多骨折的人满世界疯狂地找黄瓜子，其实就是因为黄瓜子有非常好的疗愈骨头的作用。从中医理论来讲，它就是个补肾的药。

5 香瓜：能治肚子里各种感染和炎症

下面我说一个大家非常熟悉的香瓜，有的地方叫甜瓜。别看它长得圆乎乎的、憨憨的，像橄榄球一样，它跟黄瓜是一个家族的。我以前跟大家讲过，慈禧太后不吃水果，屋里放的水果全是闻味的。香瓜有个特点，即将熟或熟了以后，会自然散出一种特别香的味道，尤其是闻它的肚脐眼，就是瓜蒂，那儿是最香的。

而且香瓜跟黄瓜有个共同特点，连皮带肉都能吃；吃西瓜吃什么呀？肯定吃它的瓤；吃哈密瓜就不能吃它的皮，它的皮有点儿木质化，没见过吃它的皮的。

香瓜不用说了，现在我们在市面上买到的香瓜皮特别厚，没有什么香味。这就是工业化、商业化选育的品种——耐储存、耐运输。我们小时候吃的香瓜脆得不得了，稍微用点儿劲往桌上一放，啪，裂开了。裂开以后香味就出来了，还不好保存，过一两天就坏了。现在，我供桌上放的苹果半年都不变样，我给它起的名叫不朽。

我从小吃香瓜我妈就让我吃里面的瓤，现在人们都是打开香瓜拿个勺，把瓤和籽就扔了、倒了。为什么让我吃瓤儿？我妈在我很小就告诉我，瓤能治阑尾炎，治肚子里各种感染和炎症。所以，香瓜的瓤和子也是一种很好的中药，它的功效不比冬瓜仁差，值得向大家推荐。但香瓜跟黄瓜一样，胃不好的人吃完以后就难受，感觉硌得慌，跟吃进去一块石头似的，不好消化。香瓜有两种，一种是脆的，一种是糯的，实在胃不好又想吃，就吃糯的。

另外，香瓜身上还有一味特别好的中药，瓜蒂。香瓜特别有意思，两头是苦的，肚脐眼也是苦的，就中间是甜的。把瓜蒂留下来晒干磨成粉，谁要是吃了不合适的食物，想吐又吐不出来，别抠嗓子，也别拿羽毛捅嗓子，就把瓜蒂粉冲下去喝，立马吐得稀里哗啦。所以，瓜蒂是我们中药里一种非常好的催吐药。吃完香瓜以后，不妨把瓜蒂收拾一下。

6 丝瓜：化痰散结

下面讲一下丝瓜。

丝瓜是一道很好的菜，在它还没变老之前是一道很好的菜。性质偏凉，比较滑嫩，配合其他菜肴、肉类挺好吃。但我们种丝瓜的目的不是为了吃菜，而是等它完全成熟变黄，脱了皮以后，给它晒干，就用里面的瓤。那个瓤叫什么？丝瓜络。现在药店里买到的丝瓜络都是被切碎的，有些人拿丝瓜络做鞋垫，留点儿边角料卖给你。而且买的丝瓜络被硫黄熏过特别煞白，我们收获的丝瓜络就保持了它原来的颜色。我专门采摘过，丝瓜络中间有大窟窿眼儿，里面就是黑色的丝瓜子，把子打下来留着明年再种，剩下一个大长条，切成段，一段放在厨房刷碗，一段放在浴室搓澡。身上有什么疙里疙瘩、痰核的，拿那个搓真的效果非常好。好在哪儿呢？既不像钢丝球那么刺手，又不像海绵那么油腻，很趁手，很舒服，好像穿了纯棉内衣的那种感觉。

我们把丝瓜络煮水喝，你家里有煮水的壶，可以放几块丝瓜络进去，然后你喝的水就是丝瓜络的水。有什么作用？化痰散结。现在各种高科技吃太多以后就容易结成块，咱们还是吃点儿化痰、消积、散结的东西，尤其有各种结节的人。

另外，丝瓜的藤还可以用来做面膜。怎么做呢？我们要在早晨，将丝瓜藤切开，底下放杯子接它流出来的汁液。这个汁液是非常好的，对皮肤有保湿、保嫩、去皱的功能。接完这么一杯汁液以后，抹在脸上或和点儿其他东西做面膜。其实做面膜的材料都应该能吃才对，不然对皮肤刺激太大了。这是中医的一个秘密。

第10章

秋天还能吃什么?

苦瓜的苦不是每个人都吃得惯，但建议大家还是把它当成食品和药品来尝试一下。慢慢吃习惯了，没它你还觉得不舒服，就跟喝苦茶一样，值得推荐。

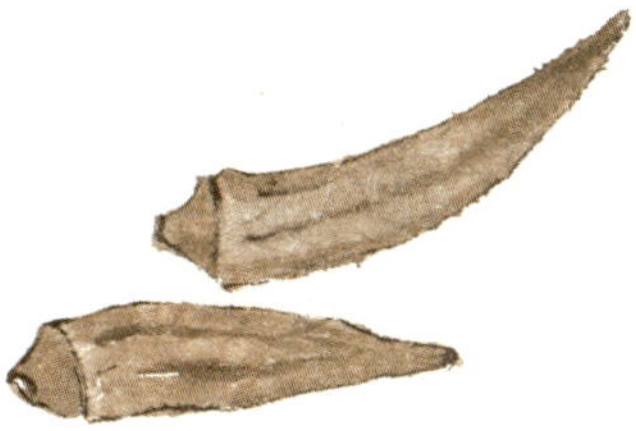

1 苦瓜：能治糖尿病，苦自己不苦别人

下面说一下苦瓜。苦瓜跟黄瓜一样，没熟的时候是绿的，熟了以后呢？是黄的。没熟的时候是苦的，熟了以后呢？是甜的。

我说过苦瓜这个食材特别有意思，苦自己不苦别人。你熬一锅汤放苦瓜，汤不苦，但你吃苦瓜还是苦的。这个品质特别好，从来不把别人当垃圾桶倾诉自己的不良情绪，有什么事自个儿藏着掖着。

另外，苦瓜是一个非常好的、不可多得的食材。我们平时吃的食品里酸甘咸辛辣都有，而且多得不得了，唯一就缺苦。所以，咱喝点儿茶、咖啡，吃点儿锅巴。苦瓜是一种难得的食材。你得病了以后，为什么吃的中药都是苦的呀？良药苦口为什么呀？因为五行缺苦，把这个味道补上来就好了。

苦瓜本身也是一种很好的药材，能治现在我们说的糖尿病。现在发现从特别苦的黄连里提出的成分，对糖尿病有很好的治疗作用。所以，我一直劝大家少吃甜，多吃苦。你想中国人喝茶是什么？喝的是苦，回的是甘。可口可乐喝的是甜，最后自个儿身体要受苦。这就是东西方饮食文化哲学不一样之处。

下面说一下苦瓜的药用价值。苦瓜原产于热带地区，后来被引种到中国。它也是葫芦科的植物，但跟葫芦不是一个属，它是一年生的，攀缘的草本植物。广东有的地方不叫苦瓜叫凉瓜，就像广东人喝凉茶一样，其实凉茶的主要成分都是一些苦寒泻心火的药。

总结一下苦瓜的营养或食疗价值。第一个是清热解毒。很多人莫名烦或燥，这就是体内有毒火。苦瓜味道苦，性质偏寒，不管是凉拌还是炒着吃，只要苦味在，就能把体内的心火、燥火、烦热祛掉。很多人熬夜或生

口疮，吃苦瓜平衡一下比较好。

另外张至顺老道长说了，所有藤蔓类植物，都归于肺，归属金，对皮肤非常好。所以，很多人用苦瓜捣汁或熬水以后做外敷，治疗一些疖肿和疮疡。夏天小儿容易起痱子，也可以将苦瓜切成片，然后在身上涂。所以，苦瓜除了喝进去、吃进去能清热解毒以外，外用也非常好。

我们现在都是吃甜味太多，吃苦味太少。所以，苦瓜是一个非常好的降糖药。现代科学研究表明，从苦瓜里提取的一种物质可起到类似胰岛素的作用。中医认为，苦味能坚肾、固肾，能泻心火，所以苦瓜能补肾泻心，这是它的一个作用。苦瓜是一种非常好的食材。

另外，苦瓜还有滋阴润燥的作用。对肝火旺、心火旺，身体有炎症的病人非常好。有研究说吃苦瓜的能减肥，这是大家特别喜爱的一种作用。其实，我个人认为苦瓜能让亢奋的食欲和邪火平衡。很多人身体肥胖还想吃，是因为他没吃到该吃的东西，邪火在身体里面燃烧，烧得他实在难耐，而吃苦瓜就可以平衡这二者。

苦瓜的苦味不是每个人都吃得惯，但建议大家还是把它当成食品和药品来尝试一下。慢慢吃习惯了，没它你还觉得不舒服，就跟喝苦茶一样，值得推荐。

2　哈密瓜：通利大小便，清肺热，止咳

下面介绍一下哈密瓜。这是一种比较稀缺的食品、果品，真是好吃，令人印象难忘。哈密瓜在新疆维吾尔自治区的东侧，甘肃省的西边，也就是在吐鲁番市和哈密市地方盛产。新疆维吾尔自治区的瓜果都比较甜，这与当地的日照时间长且昼夜温差大有关系。

哈密瓜是我吃过的瓜里比较甜的，现在研究哈密瓜的含糖量在20%以上，很高。糖尿病人最好少吃或不吃。从营养价值来说，哈密瓜含有果胶、维生素，还有微量元素，比如钾和铁，其中钾对心脏（臓）保护性比较高，有利于人体保持正常的心率和血压。

另外，哈密瓜比较耐储存，抗氧化性比较强，因此研究推测它能治疗太阳晒出的斑或色素沉着。所以，很多哈密瓜被作为一种工业原料制作化妆品了，有人还会把哈密瓜子做成精油用于美容保健，使用非常广泛。

中医认为哈密瓜偏寒，滋阴润燥的效果比较好，能通利大小便，清肺热，止咳。所以有寒性的哮喘、咳喘、痰湿过重症状者，还是要远离哈密瓜。

3 白兰瓜：清暑，止咳，利尿，开胃健脾

下面说一下白兰瓜。白兰瓜的兰代表的是兰州，最早在兰州引种，这个瓜的原产地在美国，不是中国，我们的甜瓜或香瓜跟它有类似的地方，但不一样。

白兰瓜引进的时间也不长，18世纪30年代，美国一些搞土壤的科学家考察兰州河西走廊，想引进一些适应干旱、缺水的气候土壤的品种，最后发现白兰瓜特别适合在甘肃河西走廊生长。

河西走廊在甘肃。我专门去过甘肃，很多人认为甘肃贫穷落后，别扯了。甘肃在古代叫雍州，是中华文明的发源地。黄帝、周文王，包括秦人、秦王的祖先都是在那里起家的。因为在两三千年前，那里的温度和湿度还是很好的，草木也是茂盛的，近代是干旱了。但近些年来，那边的植被恢复得非常好，白兰瓜就生长得很好。

白兰瓜的含糖量不如哈密瓜，哈密瓜的含糖量超过 20%，白兰瓜的含量大概在 15%，但也很甜。白兰瓜色如玉，甜如蜜，汁液比较丰富。我小时候吃过白兰瓜，那会儿白兰瓜比较稀缺，所以留下的印象特别深，到现在有时候还要吃一点，回味一下当年能吃到白兰瓜那种幸福的感觉。

白兰瓜有时候被作为药用，能清暑、解热、止咳、利尿，还有开胃健脾的功效。但要少吃，脾胃温热的人可以适量吃。后来它也用来做果脯、瓜脯，就是甜食。我觉得西北人吃甜也很厉害，他们把白兰瓜掏去果瓤以后，放入糯米、葡萄干、核桃仁、猪板油就蒸起来当盅吃。我在甘肃吃过，真的很有味道，而且甘肃人喝的三炮台也是放大块的冰糖，那个口味挺有意思。我以前说了，中国人吃各种甜瓜，白兰瓜是甜瓜的一个品种，糖尿病人应少吃，要注意自己的身体情况，慎重选择甜品，注意甜品来源。

4 佛手瓜：含锌量比较高，治男性阳痿、女性性冷淡疗效特别好

下面介绍一个我最近才接触到的食品，佛手瓜。佛手我跟大家介绍过，它是一个柑橘类的乔木，跟柠檬、橘子、柑橘是一类的，它的水果，就是我们说的香橼。而佛手瓜却是一个葫芦科的草本植物，它属于佛手瓜属，不是葫芦属。最早产于中美洲，后来传入中国，在中国南方有种植。佛手瓜既可以做菜，又可以当瓜吃，它的外形有点儿像祝福的合手致敬的手势，所以非常招人喜欢。

佛手瓜的食用部分是它结的瓜果、嫩的茎叶卷须、地下的块根，是一个全方位可利用的食品。佛手瓜的特点是含锌量比较高，锌是一种微量元

素，对人的性腺发育和性心理的成熟还有智力的发育都有帮助，可以用来治疗小儿智力缺陷、男性阳痿、女性性冷淡。中医把它归到补肾来讲，可以缓解中老年人视力衰退、老花眼。

佛手瓜的食用方法很多，鲜的切片、切丝炒菜，素炒、凉拌、做汤、涮火锅、做饺子馅或做成腌菜都可以吃。我第一次吃就是吃的腌制的佛手瓜，那种脆嫩的感觉确实很爽口。佛手瓜是比较好的耐储藏的瓜，一般在常温下可以保存很久，风味基本上不变。它在瓜果蔬菜里的微量元素含量高，营养比较全面，建议大家买一些佛手瓜尝尝，在平时的生活中做菜时可以选用它。

5 葫芦：清热解毒，润肺，利小便

葫芦是一个传统的非常有精神信仰内涵的瓜。之所以叫葫芦，是因为葫和芦都是古代的容器，盛酒、盛饭、盛水，所以最早它是一个使用的器具。

中医有一个著名的传说叫悬壶济世。有个医生行医，白天在市面上给人号脉看病卖药，到晚上就隐身到这个壶里。还有人喝酒，“壶中日月长”讲的也是这个道理。另外后世引申，福建人葫芦、福禄不分，就演变成福禄两个字，所以在很多画作、刻的符号里把葫芦跟蝙蝠放在一起作为一个祝由，福禄寿喜财。葫芦也是一个很好的文玩，我一直说如果厚朴学堂选个吉祥物，动物另说，植物就应该选葫芦，有中国的含义。

葫芦有非常好的食用和药用价值。葫芦嫩的时候，叶和瓜都可以吃，是很好的食材。葫芦还能当药用，它本身甘淡平滑无毒，人中毒以后，葫芦可作为一种解毒的药，熬汤喝。另外，葫芦有很好的利尿效果，如果病人面部浮肿、四肢肿大、小便不通，就可以用葫芦煮水喝，有很好的药用价值。总结起来就是，葫芦性平味甘、清热解毒、润肺、利小便，是一种很好的药材。

葫芦子也有很好的药用价值。我们每年都要在厚朴的院子里种一些葫芦，在它成熟以后采摘晾干，把外皮削去再做点儿加工就是一个很好的文玩把件。

葫芦的吃法也很多。古人记载葫芦的用途特别广，做素菜、素羹，跟肉一起做荤羹，跟蜜和糖一起做蜜饯果，就像我说做月饼的冬瓜馅一样。还可以削条做成干，就是葫芦干。食之无穷，烹饪咸宜，最为佳蔬。现在的人吃葫芦吃得少了，多把葫芦作为观赏品了。

6 西葫芦：清热、利尿、消肿，祛烦、止咳，散结，治疗糖尿病

西葫芦跟葫芦是一个科，但不是一个属，属于南瓜属，它不是中国原产的食材。西葫芦的皮、肉、瓤都可以吃，不像葫芦嫩的时候可以吃，成熟以后木质化了只能煮水喝、当药用。

西葫芦原产于美洲的墨西哥一带，就是中美洲偏北，北美洲偏南的那个地方。大概在 19 世纪，才逐渐传到世界各地。

西葫芦是一个生长周期比较短，成熟比较快，口感也比较好的藤本类植物。现代人们研究西葫芦含有维生素 C、葡萄糖，其实西葫芦进入中国以后，中医就发现它跟葫芦有点儿类似，也能清热、利尿、消肿，但功效比它还多了几个，还能祛烦、止咳、散结。所以，西葫芦在中国逐渐被广

泛食用，我特别喜欢这个菜，也种过这个菜，挺好的。西葫芦一般都是在清明前后育苗定植，然后自然生长，藤须攀缘。它也需要授粉，必要时还需要人工授粉，结出来的瓜是越长越大。我们主要吃它的果肉，瓤就算了。

现代医学认为，西葫芦对一些肾炎导致的水肿和肝硬化导致的腹水有辅助治疗作用，主要是消肿利尿。西葫芦还能促进人的胰岛素的分泌，能有效预防或治疗糖尿病，增强肝肾细胞的再生功能。西葫芦可以作为瓜果蔬菜吃，但如果是一个太小或没熟的西葫芦，可能有点儿苦味，最好别吃或别碰。

西葫芦有个最大的特点就是它本身没有什么太强烈的味道，但跟谁在一起都能吸收汤汁，自个儿还能保持脆嫩。所以，西葫芦无论是素炒还是跟肉炒在一起，都是一种非常好的食材。老百姓总说“六月六西葫芦炖羊肉”，西葫芦炖猪肉、炖鸡肉也行，炒的都行，推荐这个食材。

7 瓜蒌：特别好的补心药

最后说一个特别好的藤蔓类的药材，也可以做食材，但现在用它做食材并不多，它叫瓜蒌。我们院子里也种过瓜蒌，到秋天结一个圆乎乎、金黄色的小球。瓜蒌皮是中药，瓜蒌子也是中药，它的瓤是甜的，也是中药。所以在中药处方里，我们把它分 3 个用处，泻肺化痰的时候用瓜蒌皮，大便干结不通用瓜蒌仁，如果上面肺里有痰，下面大便不通，就用全瓜蒌。

首先瓜蒌入肺，能泻肺里的痰。另外，瓜蒌是一个特别好的补心药。我从小就看我妈给女生治疗乳腺病都用瓜蒌，那会儿也不懂，以为是因为她们大便不通才用，后来学了中医以后才知道，瓜蒌是一个很好的补心气、补心阳的药，吃完以后莫名让你感觉生活很幸福。所以，我们治疗一些乳腺病、郁闷的病、忧愁的病、不高兴的病、抑郁的病得用点儿瓜蒌。

现在来讲，瓜蒌还是作为一个药材来使用，但市面上已经有了用瓜蒌子炼的油。大家有生活悲观的、失恋的、痛不欲生的，可以吃点儿瓜蒌炼的油。

8 木瓜：能止泻，配合辛温、辛热、有毒的祛风湿药使用

下面说一个不是藤蔓类的瓜，木瓜。木瓜分两种，一个是中国本土的木瓜，我们叫木瓜或宣木瓜，以安徽宣城出产的木瓜最有名；还有一种是外来进口的番木瓜，就是据说吃完以后能让乳房发育的品种。这是两个品种，但都属于小乔木，它们是木本植物，属于蔷薇科。

木瓜最大的特点就是酸，我在四川采药的时候，在虹口就见过木瓜树，我妹徐文波采了一个木瓜回来，她咬了一口说没事儿，我吃了一口酸得直打激灵。看来男女对酸、对吃醋的耐受力是不一样的。

酸有三个特点，第一能补肺气，第二能泻肝气或收敛肝火，第三能收心气。木瓜是果实，不是瓜，它被当食材或药材来用。《本草纲目》说木瓜到处都有，宣城最佳，叫宣木瓜。它成熟以后用水或糖浸渍，做食品或药品，主要是解酒毒。因为我们喝酒都是助肝火、生肝阳，这时要吃点儿酸寒的东西平衡它。

最重要的一个特点，它作为一个反佐药配合辛温、辛热、有毒的祛风湿药，比如乌头、附子、细辛，大家一起构成团队，共同起到祛风、除

湿、活血、通络，治疗风寒湿痹的作用。它在团队里是反佐，跟白勺、知母一样。所以，我们治疗风湿、关节疼、腰膝酸疼、肢体麻木的这些方子里会有木瓜。

另外酸能收敛，能止泻。所以，碰到上吐下泻、失水，甚至有脱液情况的病人，我们有时也会煮木瓜给他吃。现在木瓜作为原料开发出来的有各种饮料、蜜饯、果酒、醋，值得咱们关注。我看到一些洗面奶、沐浴露、护手霜里也有木瓜成分，其实都跟它补肺气，对皮肤好有关。这是国产的木瓜。

9 番木瓜：能治心口窝疼，分解动物蛋白

还有一种木瓜是番木瓜，番木瓜是外国进口的木瓜，跟咱们本地产的木瓜完全是两个味儿。它也属于小乔木，不是葫芦属的，不是藤蔓类的植物，科属跟中国蔷薇科的木瓜完全不一样。它的个头比较大，颜色是棕黄色、金黄色、橘黄色的，原产于热带，也是从美洲过来的，主要作为水果食用。

番木瓜没成熟的时候可以当菜吃，也可以腌制成蜜饯、果汁、果酱，将它作为水果吃主要有这几个特点。《本草纲目》就记载了，番木瓜能治心口窝疼，也就是胃疼，而且能祛热的淤滞。番木瓜有一个特别好的特点，里面含有一种酶，能帮人分解肉食动物的蛋白，所以现在很多饭馆、小吃摊儿都用嫩肉粉（主要成分就是从芒果或番木瓜里提取出来的酶）。消化不好的人吃了水果以后为什么会痒、疼、吐、泻？就是因为酶在消化你的肉。

现代医学研究表明，番木瓜里有一种碱，有抗菌、抗寄生虫的作用。

另外经过对番木瓜蛋白酶深入的研究，它能帮助分解蛋白，治疗一些慢性胃炎或消化不良的病症。将番木瓜蛋白酶提取出来，配置了很多药，但番木瓜蛋白酶容易让人过敏。

酸味有点儿降压的作用，能让肝火平衡。怎么就把它引到下奶方面了？一个是形状，增加点儿噱头。但在一些少数民族地区确实用番木瓜治疗乳汁缺少，所以慢慢就引申说它能丰胸隆乳。我考察了一下相关的壮药、瑶药，都有通乳、降压、治疗消化不良的作用。所以，现在经常能看到雪蛤加番木瓜这道菜。

慢性萎缩性胃炎的病人、乳汁少的病人都可以尝试吃点儿番木瓜。番木瓜偏甜，跟宣木瓜完全是两回事，给大家做一个介绍。

10　莲子：全身都是食材，全身都可以入药

我的师父张至顺老道长说过，种子结在脑袋上叫火谷。藤蔓类结的叫金谷，补肺。水里结出来的种子或能吃的部分叫水谷。我问过他：“莲子算水谷，还是火谷？”

荷花出淤泥而不染，它根扎在淤泥里，但种子结在了莲蓬里，还是在脑袋上。如果把莲子算水谷，那水稻呢？水稻也在水里，脑袋上结的种子也把它定义成水谷？不是。所以这里主要讲一下水八仙。水八仙产地是江南，也就是苏南浙北一带沼泽、河流、水网密布的地方，你到苏州推开门就是河，所以水里产了很多食物和食材。水八仙有什么？大家第一个想到的肯定就是莲、荷。

荷叶和莲叶有啥区别？

“江南可采莲，莲叶何田田。”我认为无论睡莲多么大，还是小莲，贴

在水面上，就是莲；荷叶是高出水面的，有根棍支起来，这是我的理解。宋朝周敦颐写了《爱莲说》，历朝历代把莲捧得特别高。“水陆草木之花，可爱者甚蕃。予独爱莲之出淤泥而不染，濯清涟而不妖，中通外直，不蔓不枝……”陶渊明爱菊，盛唐以来都爱牡丹，予独爱莲，这就是借物抒怀。

荷花也好，莲花也罢，全身都是食材，全身都可以入药。首先说一下莲子，莲子是火谷，但莲子色白，有补肺气的作用，也有收敛的含义。所以久泻不止，病后体弱，可以熬莲子羹。莲子心跟银杏心一样都是苦的，非常苦，可以代替黄连，做清热解毒的药。如果你要吃莲子心，就把它剥去。如果你属于精神亢奋、兴趣太多、欲望太强烈，可以熬点儿莲子心的茶。

下面说一下莲子的功效。《本草纲目》说：“莲之味甘，气温而性涩。”水生的东西都偏凉，但莲子偏温。它有一种芳香、清芳之气，“得稼穑之味”。稼穑就是耕种庄稼的意思，其实代表了脾胃和中焦的运化功能。李时珍认为莲子是脾之果，也就是说对脾有好处。“土为元气之母，母气既和，津液相成，神乃自生，久视耐老，以其权舆也。”意思是莲子还有明目，治疗老花眼的作用。“昔人治心肾不交，劳伤白浊，有清心莲子饮”，这是一个方剂。“补心肾，益精血，有瑞莲丸，皆得此理。”讲的都是莲子或莲子心的作用，不要把它们搞混了。

《医林纂要》中说，莲子如果能“去心连皮生嚼，最益人”。其实我们常在阴历六七月份，也就是阳历七八月份，立秋以后，采个莲蓬剥莲子。新鲜的莲子是绿壳的，剥了以后去掉它的心，就吃莲子肉，“能除烦、止咳、涩精、和血、止梦遗、调寒热。”所以，莲子是种很好的培补正气、养脾、养肺，最后间接补肾的药。“煮食仅治脾泄、久痢、厚肠胃，而交心肾之功减矣。”交通心肾的话，需要配合其他药。如果把皮去了，涩味就少了一点儿，酸收的力量就小了一点儿。

我吃过非常好的莲子是福建的建莲，确实吃过好的以后再吃其他的，真是入不了口。我们可以做一个莲子银耳羹，应着秋天，补一下自己的肺和大肠。

荷叶我们是做药的。大家一般都是吃饭的时候，拿荷叶包裹着食材，比如荷叶牛柳，叫花鸡也是拿荷叶裹上泥巴。其实，荷叶本身就是一种很好的利湿、利尿的药，所以在很多减肥药的配伍里都有荷叶。如果你痰湿很重，可以将荷叶切成丝，每天不喝其他茶，就喝荷叶茶。

荷叶有营养的部位就是它的块茎，有个成语叫“藕断丝连”，凡是能拉丝的、黏腻的食材、药材，都有补的作用。所以，历朝历代的中医都把藕作为一种止血药使用。我记得上初中的时候，我姥姥被诊断为白血病，鼻子里出血，流到盆里都成血块，大出血真的很吓人。我妈的老师安排两个徒弟给我姥姥看，因为这时让我妈去看，她已经六神无主开不出方了。两个人就在那儿讨论、诊断，我现在还有印象。他们说这是温病，有出血，要凉血、止血，开完药以后，他们让我舅舅去买藕。那会儿好像是冬天，冬天不知道有没有藕？反正我舅舅就出去买了。最后吃了中药，我姥姥被诊断的，所谓的白血病完全好了，让我对藕留下了很深的印象。后来我们家里买回藕，我妈就把藕的接头处——藕结洗干净，晒干或放暖气片上烘干，就在那儿留着。后来我上大学，才知道藕结有非常好的止血作用。

藕本身有滋补的作用。从它的长相来看，藕心眼比较开阔，所以它还有通窍的作用。藕粉也是个很好的食材，和土豆、红薯、绿豆一样，都能提取淀粉。

最后总结一下藕的药用价值。中医看它有七孔还是九孔，窟窿眼越多，活血作用越强。生用藕和熟用藕的药效也不一样，生用藕榨汁，能凉血、止血，治疗热病的烦渴、吐血，还有尿血；如果把藕煮熟、蒸熟、炖熟了吃，能补血，还能止泻。止泻就是我们说的补肺气、收敛；冲藕粉喝，还能健脾开胃。

现代医学说藕含有大量的单宁酸，有收缩血管的作用。但止血和留淤血是两回事，藕的止血作用，还有活血的成分在里面，就是止血而不留淤血。所以，藕是一个治疗热病血症的最佳食品，推荐虚弱、出血，但脾胃不太寒的人食用。

11 芡实：又叫鸡头米，益肾固精，止泻，除湿止带

芡实是水谷，因为它结的种子在水里。老百姓把它叫鸡头米，中医叫芡实。水谷有什么作用？补肾填精。有一个方子叫水陆二仙丹，里面就两味药，水里芡实，陆上金樱子，治遗精、遗尿、白带过多或有堕胎早产的迹象者。所以，这是一种非常好的平补肾气、平补肾精的药。

下面深入讲一下这种药的食疗和药用价值。芡实是睡莲科草本植物的种子。这么一说，其实芡实跟莲子没什么区别。从张至顺老道长的分类方法来讲，莲子也是花，荷花冲上开，包括睡莲的花也冲上，结出了莲蓬。芡实也是，结出一个果团，里面包裹着芡实。其实它是生活在水里的火谷，有一种水火相济的感觉。所以，通过学习我们就知道芡实跟莲子基本上是一类东西。

芡实的品种培养有南北之分，有的叫苏芡，但营养价值差别不大。从中医理论来讲，芡实在《神农本草经》里被列入上品，是一种很好的中药材。当时就叫鸡头子，因为它长得有点儿像鸡头。中医认为，芡实性平，味有苦、涩，也有甘，以甘为主，主要功效是益肾固精，而且能止泻，还

能除湿止带，止白带漏下。所以，芡实是个很好的收涩药物，只要你在漏，就可以考虑煮点儿芡实去收。

12 菱角：解酒毒，止渴，利尿，能平息欲火

下一个水谷给大家推荐一下，叫菱角。菱角这个食物很奇怪，按说北方人都没见过或没吃过，但我作为一个大同人，从小就吃过。这得益于我妈受马先生的教育，还有我爸是一个爱做饭、爱吃饭的人。菱角长得真像牛头、牛角，褐色的皮。我印象最深的是这东西太噎人，煮熟剥壳，吃完以后，噎得一天不想吃饭，但对劳动人民来讲这是一种很好的食材。

下面说一下菱角的食疗和药用价值。菱角是菱科菱属一年生水生植物的果实，花开在水上，菱角结果实以后，也漂在水面上。幼年时期的菱角剥开壳可以生吃，当水果吃，非常鲜嫩；老了以后就得蒸熟吃。菱角含有比较丰富的淀粉和蛋白质，还有一些维生素和微量元素。

现代医学研究认为，菱角能治疗一些溃疡性疾病，还对一些癌症有治疗作用，主要是一种表现为热象的癌症。中医认为，生吃菱角能解酒毒，还能止渴、利尿，且因为它性质偏寒，性欲特别旺盛的人吃完菱角以后能平息欲火，让人平静一点儿，这也跟菱角是水生植物有关。《食疗本草》中说："凡水中之果，此物最发冷气，人冷藏，损阳。"就是吃完以后说严重点儿让人阳痿，所以吃的时候要注意。

菱角作为食品一般有几种做法，一种是做菱角粉的膏，把菱角粉和糯米粉加点儿白糖，和好以后用笼屉蒸，蒸完以后切成块。菱粉糕是一种挺

有名的食品，有健脾胃、益气力的功效。还有用鲜的红菱榨汁，加点儿白糖喝，在天热的时候，有清暑解热、祛烦、止渴的功效。如果想平衡菱角的寒性，我们一般用葱、姜、花椒煮，就像煮肉一样。生吃菱角一定要注意卫生，因为它出生在淤泥里，最好拿开水烫一下。

13 荸荠：能清热止咳、利湿化痰

我以前多次提到荸荠，也叫马蹄。知道这个东西也是从我妈的老师马衡枢先生那里知道的，马衡枢先生说这个东西能化肿瘤，能化铁，所以我是把它当成药材来使用的。

下面说一下荸荠。荸荠跟菱角、芡实、莲子不一样，荸荠的食用球茎，生长在淤泥中。荸荠可以用来做菜，做一些肉类菜经常会放点儿荸荠，比如狮子头。一是烹调出一种口感，让肉类菜在油腻中有一种脆，有一种甘甜，解腻；二是荸荠有药用价值。中医认为荸荠有清热止咳、利湿化痰的作用，可以用来治疗热病伤精的烦渴和咽喉肿痛，还对黄疸和高血压有治疗作用。

总结出来以下这么几点，一个就是我们认为它的性质比较平和，偏凉但不至于很寒。治疗温病口渴得特别厉害，吐黏沫不爽利的时候，可以用著名方剂五汁饮来治疗，即荸荠汁、梨汁、芦根汁、麦冬汁、藕汁，没有藕汁也可以用甘蔗汁替代，这是我们中医的“输液”。这个输液不是直接把药输入你的血管里，而是通过胃肠道黏膜的吸收起到一种很好的补液作用。调成汁以后病人只要口渴随时想喝就喝一口，喝多少随意，不喜欢喝凉的人可以把它加温，隔水炖后服用。

咽喉肿痛的人可以直接取鲜荸荠削皮榨汁服用。治疗脾积，就是小孩子肚子里硬硬的、嘴巴臭臭的，没有食欲或有异食、偏食的症状，用荸荠给他榨汁后服用，或者直接削皮让他嚼着吃，就能把肚子里的硬块消掉。小孩子的口疮也可以这么治。另外，一些肝病、黄疸的病人也可以用荸荠治疗。《本草纲目》中记载，治疗五种积滞冷气攻心，变成噎嗝食管癌或早期的胃癌，可以用荸荠治疗。我以前讲过，如果在平时得不到鲜荸荠，可以购买荸荠粉冲服，拿开水冲了以后调成糊糊或调成水，然后服用，效果比吃鲜荸荠差一点，但结果是一样的。

14 菠菜：一个很好的搭配菜

下面说一下菠菜。菠菜又叫波斯菜，有的地方叫鹦鹉嘴，因为根红红的，叶子绿绿的，有点儿像鹦鹉，也有的叫赤根菜。它是一年生的草本植物。菠菜不高，但野蛮生长起来其实是很高的。长高了以后它会抽出一个穗，结籽，那就不是年轻菠菜了，是“老菠”。

菠菜跟其他菜有个区别，就是它比较糯，其他蔬菜都比较脆嫩，科学研究说菠菜的蛋白质含量比其他菜高一点。我印象特别深的就是吃菠菜的根，根比叶子还糯、有嚼头，蘸着肉的汤汁吸收饱满的菠菜根真的很好吃。

菠菜起源于伊朗，从伊朗传到世界各地。根据史书记载，唐太宗时期就有人给君王献菠菜。现代科学研究表明，菠菜的含铁量比较高，有补血的作用。中国引进菠菜以后，用中医的观点分析它，得出了自己的结论，第一，菠菜是耐寒的，也就是说它的生长周期很长，在秋天、深冬北方就剩点儿大白菜的时候还有菠菜，苏东坡写过一首诗：“北方苦寒今未已，雪底波棱如铁甲。岂知吾蜀富冬蔬，霜叶露牙寒更茁。”意思是到了北方深秋或初冬的时候基本上看不到什么绿的东西了，但菠菜还在，哪怕顶着霜，冒着雪。这种耐寒的特性，而且对土壤肥力要求不高的特性，让菠菜深入人心。

从饮食上讲，菠菜确实是一个很好的搭配菜，因为它本身没有什么特殊的味道，个性不鲜明，搭什么菜都好吃。现在有人说它是营养模范，因为含有类胡萝卜素、维生素、铁、钙，还有一种辅酶。菠菜可以用来烧汤、凉拌、单炒，配合荤菜或垫盘，还可以打成菜汁和面，用来包饺子、做面条，很好看，色香味俱全。

现代医学根据菠菜含有的元素，找出了一些适宜的人群，比如贫血、失血、月经过多、便血、长痔疮的人。另外，菠菜含有类胡萝卜素，类胡萝卜素经过人体吸收可以转化成维生素 A，吃这个跟吃猪肝、羊肝有点儿类似。所以有些人视力不好或有夜盲症，一到太阳落山就看不清，现代医学认为是维生素 A 缺乏，吃点儿菠菜或用菠菜炖猪肝、羊肝，效果会更好。

从中医角度来讲，菠菜能养血、止血、滋阴润燥，可以辅助治疗坏血病、大便艰涩，甚至糖尿病。但菠菜总归是蔬菜，性质偏凉，脾胃虚寒、经常拉稀的人还是少吃。

说一下历代本草对菠菜的论述。《儒门事亲》说："人久病，大便涩滞不通者，……时复服葵菜、菠菜、猪羊血，自然通利也。"这就是用滑润、养窍、通窍的作用。葵菜和秋葵不一样，有一个特别传统的菜叫冬葵，它的籽叫冬葵籽，是中药。但这个葵是古代五种蔬菜里的一种，现在用得不多。

《本草求真》里说，菠菜又滑又凉，味道还甜，"能入胃清解，而使其热毒尽从肠胃而出矣"。意思是菠菜能解热毒和酒毒。这跟它是绿色，性质偏凉，能通利肝胆有关。所以，酒喝多了，湿热成毒长疮的人，也可以吃点儿菠菜解毒。

王孟英写的《随启居饮食谱》里说菠菜“开胸膈，通肠胃，润燥活血，……根味尤美，秋种者凉”，就是说菠菜越经霜、越耐寒，营养成分、口感越好。

《日用本草》说菠菜“解热毒”，《洗冤录》里孟诜说菠菜能“解酒毒”，《本草纲目》总结：“通血脉，开胸膈，下气调中，止渴润燥，根尤凉。”以色补色，菠菜的红根真是有一种补血和通利血脉的作用。我看很多人为了洗菠菜方便，把根全切了，就留点儿绿叶，真是暴殄天物。下点儿功夫把根须去掉，把红根留着炖、煮，嚼得菜根才能谈人生。

15 秋葵：补肺，润大肠，修补黏膜损伤，治疗咽喉肿痛、利尿……

下面介绍一下秋葵，很应季的名字。秋葵是近几十年中国引种的，有的地方把它叫羊角豆、洋辣子。它长得有点儿像朝天椒，但它不辣，不是辣椒。秋葵是一年生的草本植物，一般在广东、广西、湖北一带种植比较多，适合生长在热带和亚热带。

其实我感觉它长得有点儿像豆角，我们吃它的豆荚，还有里面的种子。秋葵最大的特点是切开后豆荚里有很多黏液，有些人不喜欢，说长得跟鼻涕似的，其实不是。我跟大家说过，凡是有黏性，能拉丝的东西都有一种补的作用。补就是补漏洞，秋葵正好有这个特点，就是中医讲的滋阴补肺、润大肠的作用。现代医学把它叫蔬菜王，其实就是它的果荚或种子里含的元素比较多。而我们说的像鼻涕、果冻一样的黏液，其实是它最宝贵的东西，这些黏液里面有类似果胶或多糖、聚糖类的东西，对人体修补黏膜的损伤都有好处。

我们经常能见到的秋葵基本上都是绿的，其实它还有黄和红两种。红秋葵可能很多人没见过，整个茎梗都是红色的，叶脉叶片也偏红，长出来的果荚也是红的。

秋葵的口感是柔润爽口，我们吃的话一般要选嫩的，如果老了以后摘下来有点儿像吃老丝瓜，里面的筋变得比较韧、比较柴。有的地方把秋葵的花和新鲜叶子采下来做秋葵茶，喝起来有一种特殊的香味。很多人不大喜欢秋葵是因为它的味道，其实跟香菜一样，喜欢不喜欢的都可以尝一尝。

中医把秋葵当成药来使用，我们认为秋葵性质偏寒，有滋阴润燥、清热解毒的作用。它主要用于治疗咽喉肿痛，还有小便淋漓涩痛或尿血。秋葵的种子能治疗产后的乳汁缺乏，能通乳。秋葵的花或果荚和种子一起用水煎可以治疗月经不调。所以，我们吃秋葵本身就能起到一种预防疾病发生的作用，感觉咽喉有点儿不舒服，感觉体内有小便灼热的感觉，就炒一盘秋葵。

秋葵的做法很简单，将鲜的秋葵带着果荚用开水焯熟，焯 30 秒～ 1 分钟，然后炒、拌，或做汤羹都可以。秋葵跟其他肉类做起来也很搭，吃起来对皮肤、肠胃都有好处。

16 吃秋刀鱼要带内脏

下面说一下秋刀鱼，秋刀鱼也带“秋”，吃秋刀鱼的习惯还是跟日本人学的。秋刀鱼是一种洄游性的鱼类。为什么叫秋刀鱼？一般在秋天或初冬以后，它就从热带向亚热带，甚至向寒带的地方洄游产卵，所以这时正是捕食秋刀鱼的最佳季节。

秋刀鱼个头比较小，长到头就一尺长，25厘米左右，但它已经是大鱼了。以前跟大家讲过，我去珠海，当地朋友招待我说："徐老师，我们这里的习惯都是做小鱼招待客人。小鱼收拾起来麻烦，但吃起来肉味鲜美。"刺多鲜美，我一听这就是贵族生活，不怕麻烦。英国人的烹饪饮食被人诟病，就是因为他们吃得太粗糙，他们喜欢吃大鱼，没有鱼刺，或者鱼刺跟骨头那么粗的鱼，肉一般都比较硬、比较柴，没什么味道。

吃秋刀鱼有个特点是不洗肠子，连鱼肉带内脏一起吃，很有意思，有的里面有鱼籽。有人诟病这么吃不讲究，但现代科学研究说秋刀鱼营养丰富，各种元素的含量都比其他鱼高，其中一个重要原因就是那些特别好的营养元素都在内脏（臓）里。我们一般吃鱼都把肠肠肚肚全扔掉了，个别地方还吃鱼泡、鱼子，唯有秋刀鱼是带着内脏（臓）的，这就是秋刀鱼的一个特点，它好吃就是因为肠肠肚肚在里面。

秋刀鱼的做法有很多，蒸、煮、煎、烤都行，好吃。有的地方叫它竹刀鱼，叫什么关系不大，关键是它的营养价值和食疗价值。在日本，秋刀鱼是好吃不贵的一种食物，各个饭店都有，秋刀鱼在秋天、秋冬出现的频率都很高。一般常见的方法就是烤熟，然后撒点儿料。

现代科学研究认为，秋刀鱼的蛋白质含量高，另外它含有的EPA能预防脑血栓和心肌梗死。秋刀鱼的脂肪含量也比较高。我们吃的鱼有个特点就是鱼基本上没什么油，三文鱼还有点儿油。秋刀鱼正好脂肪含量高一点，所以它烤起来滋滋冒油，香气很浓郁。

很多人说日本人长寿和日本人常吃海鱼有关，我始终认为人是从海里来的，海鱼的身体结构更接近人体的构成和结构。有科学研究人员对秋刀鱼的鱼背、鱼腹、鱼皮和内脏测定EPA和DHA，结果发现内脏的含量最高。所以，我们建议老年人、小孩多吃一些小鱼，提高自己的智力和脑力。

17 桑叶：补肺泻肝，收敛心气

桑叶大家都知道，我们喂蚕宝宝吃的就是桑叶，吃完桑叶以后，蚕宝宝会吐丝结茧。在它没破茧之前，我们把它煮熟，抽丝剥茧就有了蚕丝，蚕丝可以制成丝绸。这是五千年以前传下来的技术。

桑树全身都是宝。桑树的果实叫桑葚，有白的、黑红的，酸甜可口，有非常好的滋阴润燥功效，吃完以后能黑头发。桑枝本身也是一味非常好的中药。桑树上有一种寄生的树叫桑寄生，是能舒筋活血，治疗风湿痹痛的药。厚朴学堂的修身课周明老师，也是我的恩人周稔丰老先生的大儿子，他推荐了一个桑枝拍打疗法——将小拇指粗细的桑枝剥去皮，需要七八根，用橡皮筋捆成一捆，身上哪儿不舒服就用捆起来的桑枝拍打身体。桑枝很柔软、很韧，有这种气，我也拍打过，拍完了身上呼呼地冒冷风。桑皮，我们一般叫桑白皮，也是很好的补肺、润肺、化痰药材，我们治疗咳嗽、干咳、哮喘必备。桑白皮和地骨皮合起来是一个方子叫泻白散，是传统的治疗咳喘的中药。

深秋，经过霜冻和霜打的桑叶是一种很好的食材和药材，它能收敛肺气、滋阴润燥，还能泻肝火、泻肝气。桑叶很好看，像大心脏（臓）。

现在中药书上把桑叶的功效记反了，桑叶是配合金银花、连翘、薄荷、菊花这些辛凉宣发的药，作为一个反佐药来使用的。如果把疏散风热、宣肺的作用归到桑叶身上，那就大错特错了。比如当归是补肝活血的，配伍白芍是为了收敛，这时非说白芍有活血作用就是不对的。所以，很多人把方剂的作用归结到某个中药上是错的。

我们给桑叶性定成酸，味酸性寒或凉，主要作用是补肺泻肝，所以在治疗风热感冒、肺热燥咳的时候，我们用它做反佐药配合宣肺的药。但治疗肝火肝阳上亢、肝气过盛，比如整天头晕、头疼或眼红眼肿等高血压的症状时可以直接用桑叶泻肝，收敛肝气、泻肝火。桑叶入肺，有收敛作用。肺主皮毛，我推荐向上烘热，经常出汗的人熬桑叶粥喝。平时熬粥的时候，比如大米粥是补肺气的，里面放点儿桑叶进去煮，连粥带桑叶一起吃，就达到了收敛止汗的目的。现在桑叶可以用来做很好的药疗或食疗，有人把桑叶做成了茶，有人把桑叶做成了食材和药材，都可以。

桑叶内服外敷都行。现代医学把桑叶做成制剂，用来改善糖尿病病情。比如有些糖尿病病人有眼部并发症，身上出现疮痒、感染时，都可以用桑叶。

中医对桑叶的研究是按中医的理法方药进行的，所以我们认为桑叶能补肺泻肝，收敛心气（因为汗为心之液）。中医方剂里的桑菊饮、桑杏汤、清燥救肺汤，里面都有桑叶；泻肝火的话有桑麻丸，配黑芝麻治疗目昏眼花的症状，治疗肝阳上亢，桑叶可以跟菊花、石决明、白芍一起用。另外，桑叶还有收敛止血的功效，可以治疗一些出血的症状。

现在我们说桑叶含有各种矿物质、维生素，这都是西医的方法。中医认为桑叶就是治疗肺、肝相关疾病的一种非常好的药，所以大家可以准备一些经过霜打的桑叶，洗干净保持干燥储存。

第 11 章

白露北方膳

我在暑伏天说吃大米的时候，用四川那种吃法，就是捞饭，先煮大米，煮完了以后把汤汁撇出去，剩下米饭，然后上锅蒸，这样湿气会小一点。暑伏天可以这么吃，立秋干燥以后，我们没必要去湿气了，身体需要滋润，吃普通的蒸米饭就可以。用电饭煲蒸也好，砂锅蒸也行，用其他方法都行，应保留大米的滋润和湿润。

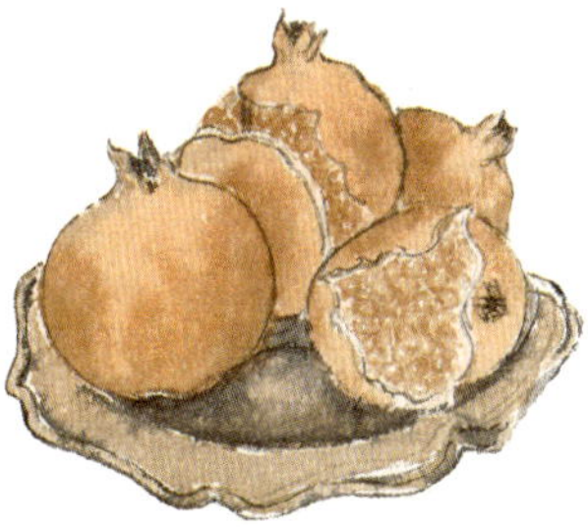

1 君：大米饭

讲一下白露的北方膳。主食不用说了，我们选吃大米。我在暑伏天说吃大米的时候，用四川那种吃法，就是捞饭，先煮大米，煮完了以后把汤汁撇出去，剩下米饭，然后上锅蒸，这样湿气会小一点。暑伏天可以这么吃，立秋干燥以后，我们没必要去湿气了，身体需要滋润，吃普通的蒸米饭就可以。用电饭煲蒸也好，砂锅蒸也行，用其他方法都行，应保留大米的滋润和湿润。

不用电饭煲蒸米饭有个好处，能吃到点儿锅巴、饭焦。主食就不说了，想要滋阴的人，可以吃点儿粳米，比较黏、糯、软；不愿意滋阴的人就吃点儿鲜米，就是一颗颗互不粘连、互相独立的米，或者泰国香米，都可以。

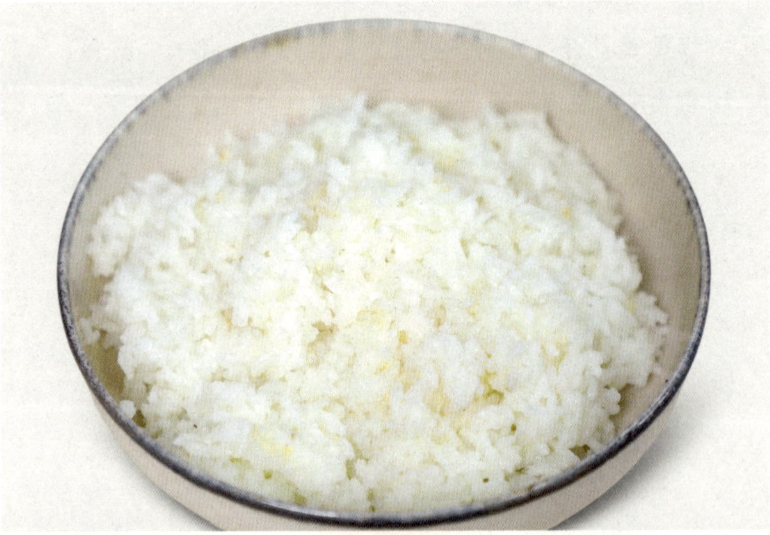

大米饭

2 臣1：啤酒鸭

第一道主菜选了鸭子。滋阴润燥，贴秋膘选鸭子。鸭子有各种做法，比如烤鸭、咸水鸭、土匪鸭、姜母鸭……本节推荐啤酒鸭。为什么推荐它？因为确实挺好吃，而且这个创意也好。19世纪末，啤酒传入中国，因为啤酒是发酵过的，里面有酒精，跟油脂、蛋白质结合以后能产生一种特殊的香味，所以，很多厨子会用啤酒烹饪肉食。后来，这种做法逐渐风靡大江南北，也就有了啤酒鸭这道创意菜。

大家可以选一整只鸭子，也可以直接到超市买鸭腿，或者买冷冻的鸭子。这里有个问题，新鲜的鸭子和冷冻鸭子的做法是不一样的。新鲜的鸭子不管你买的是鸭腿、整只鸭，还是半只鸭，把它剁成块，加点儿盐、白醋泡一下，把血水逼出来就可以了，然后控干，准备下锅翻炒。冷冻鸭子需要稍微费点儿功夫，尽管解冻了，但寒气还在里面，就需要增加一道工

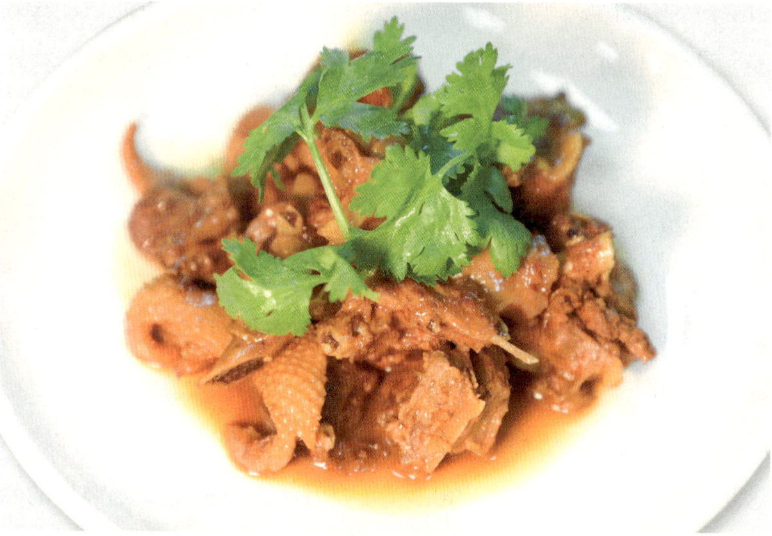

啤酒鸭

序——鸭子解冻以后，我们准备一锅水，水里放葱和姜，然后把鸭块放进去，焯一下水，焯 2 分钟，中间要把血沫和浮沫打出去。焯完水以后控干，就像新鲜鸭子的待遇了。

有人将新鲜的鸭子或生鸭肉块准备好后会腌制一下，我个人觉得没有必要。这时锅里起油，放菜籽油和猪油。油温七八成热了以后，把控干的鸭块放进去翻炒。逢烹必炸，先把内部的水逼出来，再让调好佐料的味道进去，就是这么一个过程。就是翻炒，什么香料也不放，炒到鸭子出油，表皮变得焦黄，这时可以另起锅，多加一道工序，当然您也可以在原来的锅里做这项工作。我的想法还是另起锅，把葱、姜、蒜放进去，然后放点儿大料、香叶、花椒，让它煸炒出香味。为什么另起锅？就怕原来炒鸭子肉块的温度不够，香味激发不出来。

香味出来以后，把刚才炒好的鸭块放进去，这时温度高，香气也浓。有的人喜欢放点儿豆瓣酱进去，我个人认为如果为了达到滋阴的效果，可以不放豆瓣酱。香气出来以后，准备好一罐或两罐啤酒，快速倒进去以后盖上锅盖，让它激发出来的酒香和肉香，还有佐料的香味。

过 2 分钟揭开盖子，再翻一下，这时调一下味，放点儿白胡椒粉，有人愿意放点儿生抽或老抽调一下颜色，南方人喜欢放点儿糖，其实都可以，就是调一下口味。这时中火煮啤酒鸭，敞开盖子煮，肉会更嫩一些；不敞开盖子煮，肉会稍微老一些。

30 分钟以后要在中间翻炒一下，因为煮的过程中会有自然熬出的芡汁，其实是鸭肉里的蛋白质溶解到酒里了。汤汁变得浓稠后要大火收汁，收汁前，我们可以根据自己的喜好切点儿辣椒或菜椒，切点儿葱段或青蒜段。有人愿意在里面放点儿土豆，没必要，因为土豆还要做别的菜，没必要重复。最后放点儿绿色的、红色的调一下颜色，再翻炒一下，就可以出锅了。

这是一个收汁收得比较干净的啤酒鸭做法，咱们主要吃肉里的酒香和佐料的香，这是一道非常好的，能滋阴润燥的菜。

3 臣 2：酸菜鱼

第二道菜也偏荤腥，秋天要贴秋膘，我们选了酸菜鱼。酸菜鱼是一道挺有名的菜，最早我吃的是贵州的酸菜鱼，很好吃，很早我就学会了。酸菜鱼可以选北方的酸菜，拿开水焯一下，切成段或切成丝备用，也可以选南方潮汕的酸菜。

准备好酸菜，然后准备一条草鱼（淡水鱼）。去鳞去腮，把肚子里的黑膜、血污去掉以后，再把鱼头、鱼骨剔出来——沿背划开一刀，鱼是脊椎动物，沿着它的脊梁，拿刀把两侧的肉片下来，把鱼头跟鱼骨剁成四段备用。

片下来的肉还得收拾一下，因为肚皮上带着小刺，把肚腩那块带刺的也片下来，跟鱼头、鱼尾放在一起，剩下两片很干净的、不带刺的鱼肉备用。

做酸菜鱼的讲究是汤要浓、要白，味道要醇厚，鱼片要鲜嫩。其实挺矛盾的，把鱼炖久了就会老，新鲜的鱼片又出不来白汤，解决这个问题的关键在哪儿？就是要充分利用鱼头和鱼骨。我的经验是先准备点儿菜籽油，把鱼头、鱼骨，还有鱼肚腩放在油里煎一下，注意是煎一下，而不是炸。煎一下的目的是，让熬出来的鱼汤颜色是浓白的。当然很多人不过这道工序直接就煮了，煮了以后有一种鱼的草腥味、土腥味。

煎完以后另起锅，用点儿猪油，没有猪油就用菜籽油，但要准备一小块五花肉。先把五花肉切成小片，然后煸炒，去掉水汽，当五花肉颜色变得焦黄时加入葱、姜、蒜继续翻炒，借着油温炒出香味。

翻炒完后把酸菜放进去一起炒，炒完后把鱼骨放进去，加点儿料酒烹一下。烹完以后加开水，水量要没过所有食材还多一点，然后用中火煮鱼骨、鱼头、鱼腩、酸菜，还有五花肉。煮 30 分钟以后，就会出现浓浓的

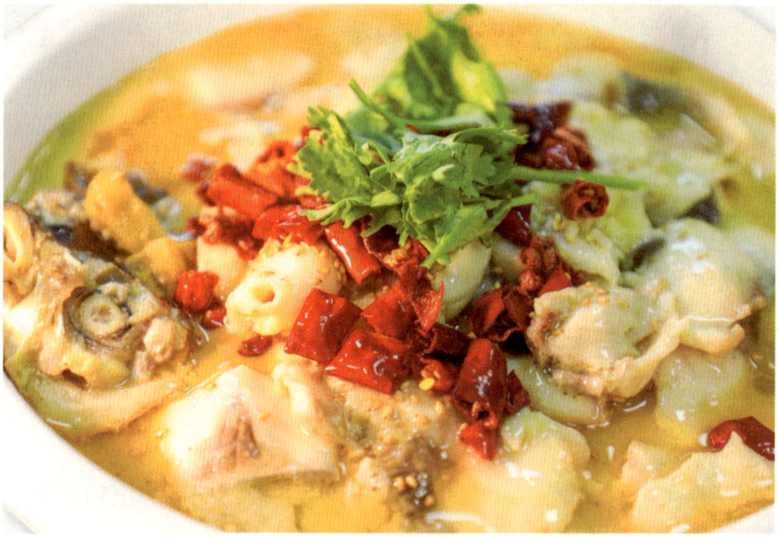

酸菜鱼

鱼骨熬出来的白汤。这时可以调一下口味，因为酸菜本身就咸，我觉得不用加盐了，加点儿胡椒粉、醋、糖。调完口味后，下一步工作就是把锅里的这些食材用笊篱捞出来，放到盆里，再把浓浓的鱼汤烧开，煮鱼片。

把鱼肉切成片，加点儿盐、料酒、醋，用手把它抓得黏糊了，再打个鸡蛋清裹上，这样可以锁住水分。经过这道步骤以后，鱼片就入味了，涮熟了还能保持嫩的状态，味道也变得很鲜美。锅里白浓的鱼汤开了以后，我们用筷子夹起鱼片，依次放进去，如果烫不开，咱们就开大火，利用火候把鱼片依次放进去。

最后一片鱼放进去 1 分钟后，鱼片就可以出锅了，把整锅鱼片捞起来，鱼汤浇在刚才放了酸菜和鱼骨的盆里，鱼片放在上面。这时可以切点儿小葱，撒点儿花椒在上面，然后起锅，用小勺烧点儿菜籽油浇上去，酸菜鱼就做好了。滋阴润燥，秋季佳品。

4 佐：酱油土豆丝

前面两道菜都偏酸，偏酸的就是补肺，我们要找一个反佐的时令菜——酱油土豆丝，用点儿咸味，咸味是泻肺的。

土豆丝一般都是醋熘、尖椒炒，偏辣或偏酸。酱油土豆丝是一道很好的家常菜。我第一次吃是在一家饭馆里，我朋友要点酱油土豆丝，我说："我还没听说过，这可能是最低级的一道菜。"后来一吃，我觉得比较惊艳，这么一做还真的挺好吃。

先找个土豆削皮，削完皮以后练练刀功，一切两半，平的那边放在案板上，然后切片，切完片以后切丝。刀工大家要慢慢练，平心静气、有耐心地过关。有人说有削片器、擦子，把土豆擦出丝来。其实我告诉你，放在显微镜底下看擦出来的丝都是锯齿一样的，不是平的，吃到嘴里不是爽脆滑溜的感觉。

很多人厌恶用刀，别厌恶，这也是人生的一项技能，切到手、划了手指都会发生，所以练刀工时需要专注，但没必要练到炫技的份儿上。削土豆皮专门有一个小工具，挺好的，但没有那个小工具用刀削也行。练练吧，土豆是让你练手的。

土豆丝切好了以后一定要放在冷水里泡一下，为什么？在切土豆的过程中土豆会出淀粉，出淀粉不泡，炒的时候就粘锅、粘铲子，这是一个小窍门。还有人炒土豆丝先拿开水过一道，我个人认为有点儿画蛇添足，没必要。炒豆芽的时候过一下开水是对的，因为豆芽有一种豆腥气，不好闻，土豆就没这个必要。其实，土豆就是个菜，没必要那么复杂。

炒土豆丝的时候要先润锅，把锅润得好一点。润完锅，锅烧热了再把油倒出去，放凉油进去，这时可以放点儿猪油。猪油化开以后先放点儿花椒和葱姜丝进去，煸出香味，再把土豆丝放进去，记住火不要大，不停地

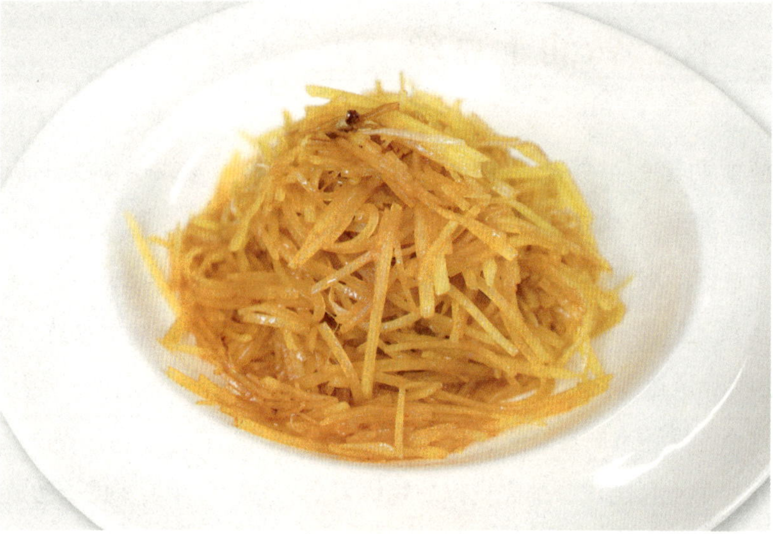

酱油土豆丝

翻炒，因为手一停土豆丝就容易粘锅。

翻炒的过程中让佐料的香味逐渐进入土豆丝，快出锅前加酱油，不用加盐，就加酱油，再均匀地翻炒，让酱油的颜色浸入每一根土豆丝，土豆丝的颜色从黄色变成酱色，就可以出锅了。葱、姜、花椒的香味加酱油的咸味，加上土豆本身属于酸性的味道，混合在一起就是酱油土豆丝，非常下饭。

5 使：尖椒豆腐皮

介绍下一道菜，我们选辣味，想要宣肺，抒发、舒张、宣肺气，就要辣一点。但辣比起酸来讲，其实是陪衬，要有那么点儿意思。我们选了尖椒，有点儿辣味，不是柿子椒，红的、绿的都行。

这道菜叫尖椒豆腐皮，豆皮是我们为过冬补肾做一个准备。这道菜各地有各地的做法，我们还是一个简单的家常版。家常版没什么特殊的要求，就是改刀，把辣椒切成条或切成段，把豆腐皮也切成条或段，也就是让两个食材的形状保持一致。改刀的目的是吃起来方便，如果夹一筷子，一个是球，一个是块，一个是条，吃到嘴里也不知道该用哪种方式嚼。所以，改刀的目的其实在帮助消化里的“消”。切成同样的形状，有人切成菱形，有人切成方形，无所谓，我觉得还是切成条好。

豆腐皮在制作过程中加入了五香粉，干吃都有一种香味。所以，有的地方做尖椒炒豆腐皮，还经过一道开水煮，加碱，我觉得有点儿画蛇添足了，没有必要。

菜籽油下锅，油温五成热以后就放葱、姜、蒜、花椒，爆香，同时把切好的尖椒放进去翻炒，全是辛辣的味道，翻炒出香味以后就把切好的豆

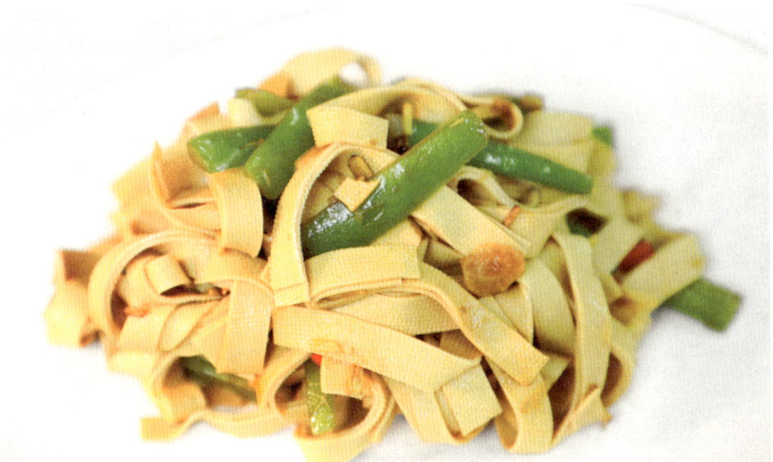

尖椒豆腐皮

腐皮放进去翻炒，这时要加点儿料酒、淋点儿生抽。

然后关火焖一会儿收汁，你说它是炒，其实还需要一个焖和煮的过程，让尖椒的辣味，还有佐料的香味被豆腐皮完全吸收。如果想焖的时间稍微长一点，也可以多加点儿水或料酒。

收汁差不多以后继续调一下味，可以再加点儿胡椒粉、盐，尖椒豆腐皮就出锅了。出锅应该是干爽的，没有汤汁的，香味就进到豆腐皮里了，吃到嘴里一激灵，微微出点儿汗，跟前面的菜配合，就是挺完美的膳食。

祝大家用膳“怡”！

第12章

白露南方膳

芹菜本身有香味，再加上佐料的香味和辣味，非常爽口下饭，跟前面的酸汤肥牛、粉蒸肉、凉拌鱼腥草搭配，最后再吃点儿扬州炒饭，这一桌真是让人吃美了。

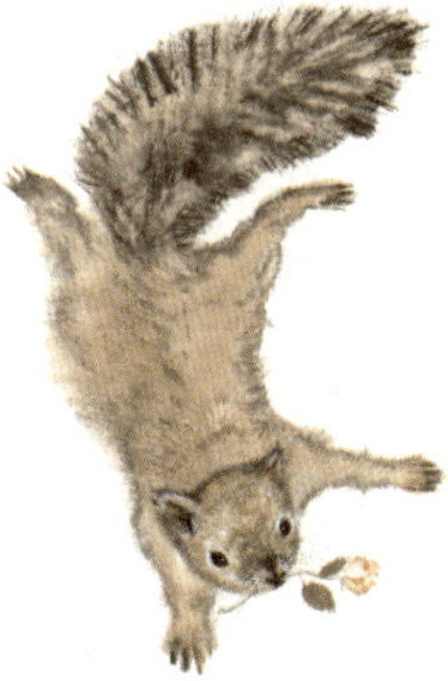

1 君：扬州炒饭

白露南方膳，主食推荐扬州炒饭，这是一道很有名的家常饭菜。

扬州在古代是一个很大的水陆码头，是很繁华的地方，古诗有云："腰缠十万贯，骑鹤下扬州"。有关扬州还有瘦西湖等各种典故，就是因为扬州繁华，经济发达，后来有了铁路，扬州运河就断了经济也逐渐没落了，但盐商、盐帮的文化积淀都在，还是有传承的。

除了扬州炒饭，还有扬州师傅搓澡，其实这些都是吃饱喝足以后衍生的文化。

扬州炒饭其实是蛋炒饭的升级版，到了一个陌生的城市，没人给你指引，光看某软件去找好吃的，多半不靠谱。所以到一个陌生的地方怎么

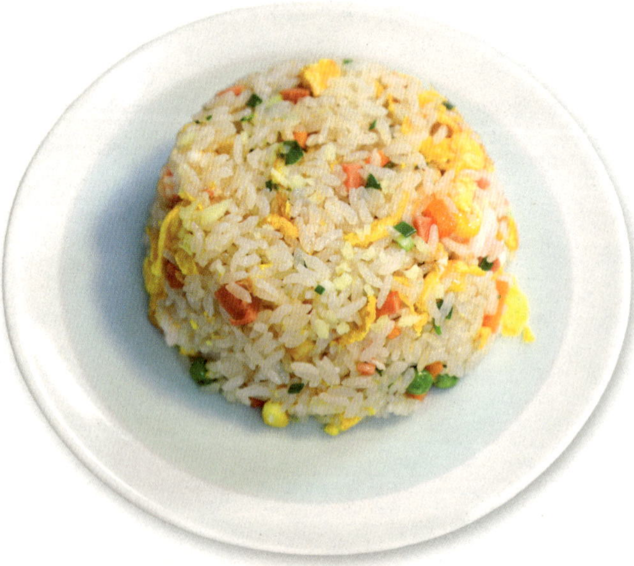

扬州炒饭

办？很简单，到一家饭店别点山珍海味，就点蛋炒饭，蛋炒饭是厨师必学、必修，而且最早学会的一门手艺。为什么？因为它确实应急、解饥。蛋炒饭是一道很有意思的家常饭菜，但这个饭菜呢，会做的就做得很香。

做蛋炒饭是有讲究的，讲究在哪儿？在于你下没下功夫，有几个步骤。比如纯粹蛋炒饭，鸡蛋怎么炒？要拿葱油炒，先在油里放入葱白、葱叶，可以再加点儿洋葱、香菜、花椒和大料炒出葱油，然后把这些东西撇出去再煎鸡蛋，这时煎出来的鸡蛋就是一摊黄菜，做出来的也比别人香。这时用葱花或葱姜炝锅以后，用隔夜的大米饭炒。做蛋炒饭的时候大米有讲究，应该用籼米，就是不粘的米，放了一晚以后，个个颗粒饱满独立，互相不粘，而且每个都能充分地把鸡蛋或放进去的肉、豆的香味吸进去，这就是蛋炒饭的精髓。葱油炝锅，然后分几道工序最后合到一起，是蛋炒饭好吃的一个基本条件。

扬州蛋炒饭，其实就是老百姓富足以后，吃蛋炒饭不过瘾，又往蛋炒饭里加了东西，比如火腿丁、虾仁、青豆、胡萝卜丁、玉米粒、葱，大米是白的，鸡蛋是黄的，又有各种颜色，香气又浓郁，所以是一个很好吃的饭。

下面讲一下步骤。第一步就是先烧葱油，可以用菜籽油，烧完葱油以后，用菜籽油把鸡蛋煎熟，然后把青豆、胡萝卜丁、玉米粒在开水锅加点儿盐焯一下，在水里过 1 分钟左右，焯得基本熟了，虾仁也焯一下，放着备用。这时煎鸡蛋，把鸡蛋在葱油里煸熟、煸香，炒得有点儿金黄色，然后把它盛出来。另起锅放入猪油，放入葱姜末，不用蒜，不然味道会很怪，接着把刚才焯好的青豆、胡萝卜丁、玉米粒，还有虾仁、火腿丁放进去翻炒，炒到偏干的时候把刚才摊好的鸡蛋放进去铲碎，继续翻炒。香味出来以后，就把准备好的熟的隔夜米饭放进去，一起翻炒，最后加点儿黄酒增香，去一下异味，就出锅，基本上就是这么一个过程。

2 臣 1：酸汤肥牛

主菜突出一个酸味，如酸汤肥牛。酸汤肥牛被普遍认为是川菜，其实不是，我觉得贵州的酸味更代表了我理想中的味道。如果酸汤肥牛是川菜，里面少不了辣椒，比如野山椒、小米椒，还有人会放点儿黄辣酱，突出辣味。其实这道菜的主要味道是酸味，然后有咸味，稍微有点儿辣味，它的君应该是酸味。

酸味从哪儿来？很多人说有调料包，没必要，我反对吃任何带包装的食品，因为里面有防腐剂。酸汤肥牛的酸味来源有两个，一个是酸菜；另一个是偏酸一点的西红柿。我们直接买肥牛片，解冻以后放点儿料酒，撒点儿盐、胡椒粉，打个鸡蛋清抓匀，让肥牛更嫩，腌一下入味，就可以做汤了。

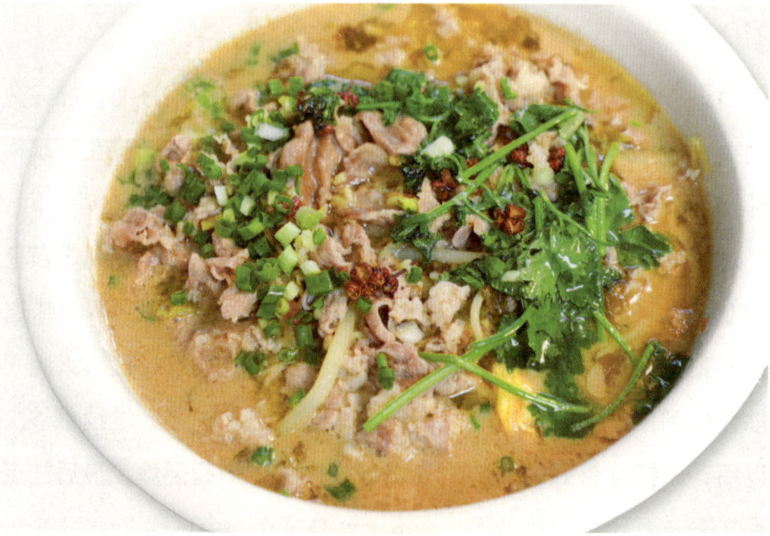

酸汤肥牛

酸汤肥牛要有一些其他配菜，有人喜欢金针菇，有人还放点儿绿豆粉丝，可以事先用开水焯一下金针菇，用温水泡一下粉丝，作为底下的菜码，最好还有点儿黄豆芽，也用开水焯一下。我们想让汤变得特别浓、白，出香气的秘诀在于先用猪油在锅里烧，炒出花椒和大料的香味放一下，摊一个鸡蛋进去，这个鸡蛋就是炒的摊黄菜，为什么要用这个？其实要用鸡蛋熬出来乳白色的汤。这时另起锅放点儿猪油，然后下葱姜，先炒酸菜。把西红柿用开水浇一下，去皮后切成丁，跟酸菜翻炒，炒出香味加入开水，把刚才炒好的鸡蛋放进去，再用大火烧开，汤就慢慢变成乳白色了，酸的味道就出来了。这时把刚才焯过水的金针菇、黄豆芽放进去，把火关小一点，让它保持微开的状态，再把刚才腌好的肥牛片一片一片放进去。如果放第一片水就不开了，就加大点儿火，在上面撒点儿香菜，或把花椒油浇在香菜上面，这样酸汤肥牛就可以出锅了。它的主要味道是酸，然后有点儿咸口、辣口，这是秋天对肺、大肠最好的滋补佳品。

3 臣2：粉蒸肉

第二道菜推荐粉蒸肉。粉蒸肉是一个典型的南方菜，据考证，其起源于江西，清朝有位美食家叫袁枚，他写了《随园食单》，里面详细记载了粉蒸肉的做法，把大米炒黄了，炒焦了，炒香了以后裹在肉上，这样吃进去更方便人消化、吸收。

说粉蒸肉诞生于江西，其实全国各地都有，重庆有粉蒸肉，杭州是用荷叶包肉和米粉，蒸出来还有点儿清香，所以全国各地有各自的做法。

我介绍一下基本的做法，最好是带皮的五花肉切成中等的片，切好后放入葱姜、料酒、生抽腌制一下。北京的吃法还放点儿腐乳，南方也有，跟芋头一起放点儿腐乳、酱豆腐或甜面酱，都可以，带点咸味，把它抓拌匀，腌制 20 分钟，拿手揉捏一下，最后放点儿香油，锁住水分，肉就准备好了。

接下来准备点儿大米，籼米、糯米或粳米也行，放在锅里，里面放入桂皮、八角、丁香或花椒，用小火一起翻炒，炒到什么程度呢？炒到大米变成黄褐色（千万别炒焦），然后把火关掉，把里面的调料拣出来，不拣也行，把大米放进料理机打成米粉。以前没有料理机的时候，就把调料拣出来，然后拿擀面杖把大米粒碾成碎米粒或米粉，比较粗糙一点。米粉打好后把腌好的肉片在里面滚一下，均匀地裹上米粉。接着准备一个大碗，底下码上白菜叶或红薯块，一片一片码放整齐放蒸锅里——水开了，蒸汽上来以后将裹上米粉的肉放进去。

要蒸多长时间？1 ～ 1.5 小时，蒸熟以后出锅，上面放点儿葱花或香菜就可以上盘了，用筷子一夹，肉就断了或软糯烂了。吃到嘴里，先是大

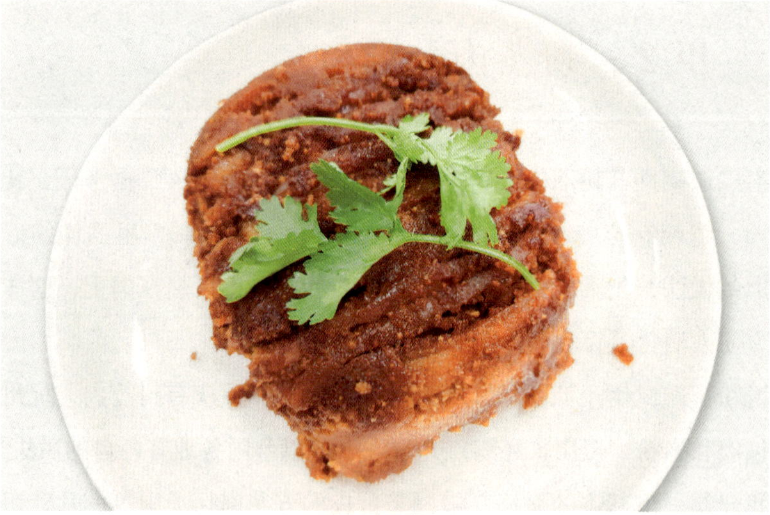

粉蒸肉

米的软糯，然后就是肉的鲜香。我们把它定义为酸味菜，其实就是取了大米对它的裹挟作用。

4 佐：凉拌折耳根

第三道菜，我选了凉拌折耳根一道咸味的菜，咸味泻肺，可以反佐前面酸味的菜。折耳根是一个药食同源的蔬菜，有的地方的人叫它鱼腥草。

鱼腥草是喜欢的人喜欢得不得了，不喜欢的人闻到味就想吐。鱼腥草是一味非常好的中药，好到什么程度？我跟着师父裴永清老师抄方的时候，看到他治疗一些顽固性的咳喘症，都会用到鱼腥草，而且用量都非常大，30 克、50 克、60 克都有，所以我对鱼腥草就留下了很深的印象。

我们中药用的鱼腥草是它干燥的饮片，而我们吃的鱼腥草有两种，一种吃它的根叫折耳根，我最早吃的是折耳根。后来到了四川以后成都的朋友招待我，上了一盘鱼腥草的叶子，我觉得更好吃。接下来教大家凉拌折耳根。

市场上有卖的折耳根，买回家以后把它挑拣一下洗干净，然后用温水加点儿盐泡一下，去一下它的涩味。折耳根不用焯，焯熟了就是另外一种味道了。如果买的是鱼腥草的叶子，把它洗干净，不用拿盐水泡，因为叶子的涩味比根少得多，调一个浇汁，姜和蒜捣成末，愿意吃辣的同学，可以加点儿小米辣。这是为了照顾后面的辣味，也可以不加。放点儿醋、酱油，滴一点料酒，调好汁以后，浇在鱼腥草的叶子上。根据南方同学的口味，还可以放点儿白糖。

鱼腥草吃的就是新鲜爽脆的感觉，但它经过加热以后味道会削弱很多。有人用鱼腥草炖鱼、炒菜，但我觉得凉拌吃最能发挥它的效用，平时

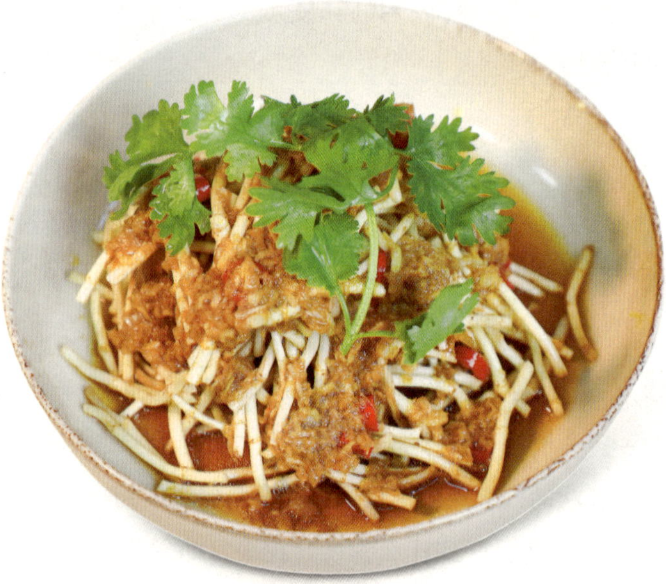

凉拌折耳根

咳嗽、吐黄痰，甚至有一些胸痛、憋闷，或者失去嗅觉就可以多吃点儿鱼腥草，少放点儿辣，把它当食品和药品吃。

5 使：香辣芹菜

最后一道菜，我选了有芳香辛辣味道的香辣芹菜，为什么？如果吃酸过多，就容易造成收敛过度，所以我们用一些辛味、辣味、香味的东西宣发一下，中医行话叫宣肺，就是打开肺气的通道，打开皮肤、毛孔的通道，让大家有一种抒发、舒张的感觉。

芹菜确实有一种特殊的香味，我到美国以后发现当地的芹菜一点味儿都没有，全是纤维。

在南方，我们可以选一些新鲜脆嫩的芹菜，有一种芹菜叫香芹，效果更好。我爸告诉我，芹菜是一种特别好的适合跟肉一起做的蔬菜，它能很好地吸收肉的香味，也能激发肉的香气，但不配肉，单纯地炒香辣芹菜也很好吃。

选好芹菜，把叶子打掉，把芹菜杆均匀地切成段。芹菜杆前面的梗比较粗，可以多切两刀改一下刀，让芹菜段大小、粗细、长短均匀一致。然后煮开水，放一小勺盐，水开了以后把芹菜焯一下，焯的时间不用太长，10～15 秒，捞出来冲凉，让它保持翠绿、爽嫩。这时另起锅烧油，最好烧点儿猪油，用葱、姜、蒜爆香，愿意吃辣的还可以放点儿辣椒，辣椒切成小丁或小段爆出香味，把刚才焯好的芹菜段沥干水分放进去翻炒，最后

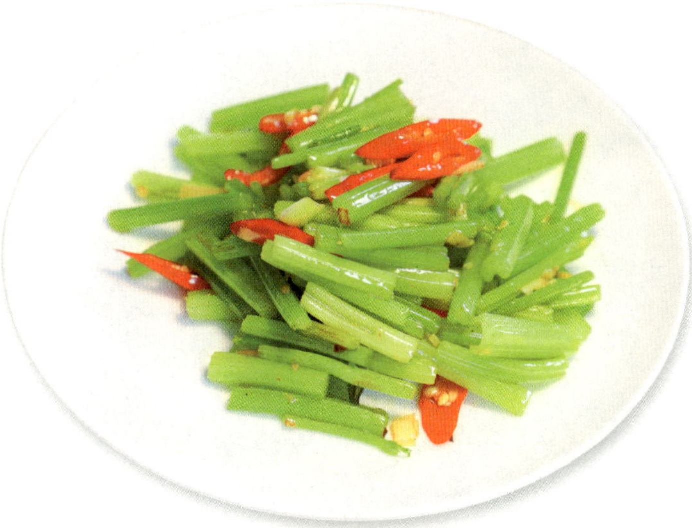

香辣芹菜

撒点儿盐就出锅了。

芹菜本身有香味，再加上佐料的香味和辣味，非常爽口下饭，跟前面的酸汤肥牛、粉蒸肉、凉拌鱼腥草搭配，最后再吃点儿扬州炒饭，这一桌真是让人吃美了。

祝大家用膳“怡”！

第13章

秋分北方膳

秋分北方膳的主食给大家推荐浆水面。陕西、甘肃、山西都做这道主食。其实我在暑伏天就想给大家推荐，但为了更符合酸补肺入秋这个原则，就在这里给大家介绍。其实暑热天也可以做。

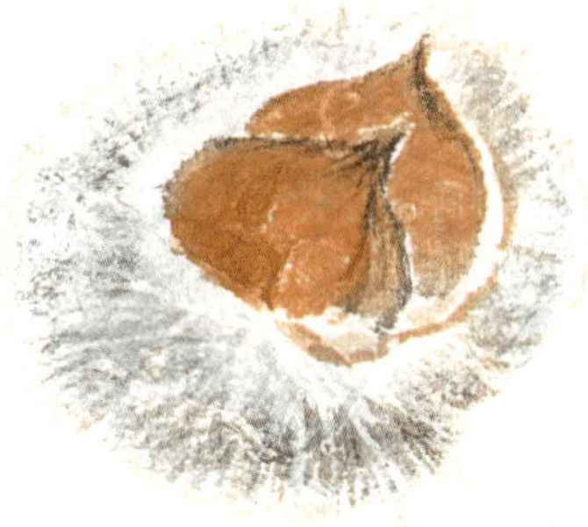

1 君：浆水面

秋分北方膳的主食给大家推荐浆水面。陕西、甘肃、山西都做这道主食。其实我在暑伏天就想给大家推荐，但为了更符合酸补肺这个原则，就在这里给大家介绍。其实暑热天也可以做。

浆水是发酵过的食物形成的汁液。“箪食壶浆以迎王师”，可不是用烧的开水慰问军队，肯定是用发酵以后的米酒或浆水。我小时候参观豆腐坊，卤水点完豆腐以后把卤水控出来，留下的水就叫浆水。这里说的浆水就是发酵过的面食留下的汁液。

浆水面怎么做？先准备个坛子做浆水。泡浆水发酵用的是绿叶菜，如荠菜、芹菜、小白菜等。

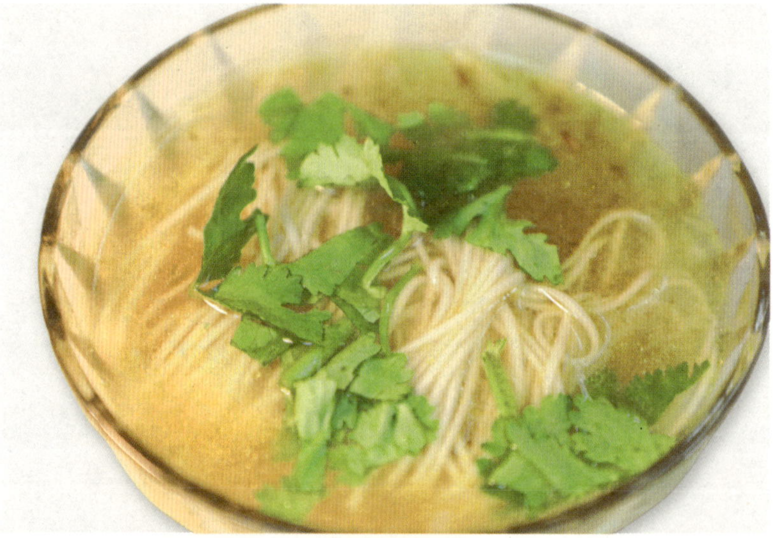

浆水面

浆水的引子是什么？就是以前留下的浆水。把坛子洗干净以后最好放入煮面条留下的面汤或面糊糊，生面汤也行。如果没有，直接拿凉水拌点儿面粉变成糊糊状就行，这是给细菌、益生菌、乳酸菌的营养物质。然后在里面加点儿绿叶菜，码进去，放一勺白醋。

绿叶菜放进去前都要切成小段或小丁，放到锅里面，上锅开水把菜全焯一遍。焯不是过一下水，是基本要焯到半熟，甚至六七成熟，这时捞出来晾凉，注意别沾油腥，然后把菜码进菜坛子里，把面汤浇上去，盖好盖子，3 ～ 5 天浆水就做成了。

想吃浆水面的时候捞一碗出来，有菜有汤。先炝一下锅，准备点儿葱、姜、蒜或韭菜炒香，还可以抓点儿花椒炒香，然后把捞出来沥干水分的浆水菜放进去翻炒几下，接着把浆水倒进去煮开，煮开以后就可以下面条了。面条煮好捞出来以后就把刚才煮开了、炝好的浆水连菜带汁浇进去，这个味道真是酸，酸为主，带点儿辣。酸味非常生津、提食欲。所以，这是一道很好的酸味的主食。大家争取把它学会。

2 臣 1：铁锅炖大鹅

第一道菜是铁锅炖大鹅。这是一道名菜，很多人认为是东北菜，跟东北有关或发源地是东北，其实这是一道鲁菜。很多人从山东闯关东到了东北，东北人其实多是山东人的后裔，就像内蒙古人多是山西人的后裔一样。

跟大家说一下铁锅，我说过炊具的使用，咱们还是尊重传统，不要搞高科技，不粘锅我是抵触的。很多人说用铁锅就补铁，其实铁在身体里不是以原子存在，而是以离子的状态存在的，必须跟其他元素化合。你说补铁就吞个铁钉，那也不行，纯粹的铁消化吸收不了，生了锈的铁倒是容易被人吸收。

中医也有一些补铁的方子，比如深红色的代赭石，我们说它咸味补益心气，但没有提到铁。

我们用铁锅说不出它的原理，它的导热性好，铁锅有时会生锈，比如留点儿水在里面没擦干净，就会生锈，生锈了没什么嘛，接着放点儿水把铁锈擦干净再接着用。而且铁锅经常炒菜拿油润过，效果也非常好。

铁锅炖大鹅的灵魂之一在于铁锅。据说章丘的铁锅价格被炒得很高，没必要，就去市场买个便宜的铁锅就可以。

大鹅是水禽。有个有意思的问题，有人说我听过家里有鸡，外面有野鸡；家里有鸭，外面有野鸭；怎么没听说过外面有野鹅？这个问题很有意思，为什么没有野鹅？野鹅就是大雁，就是鸿雁。“燕雀安知鸿鹄之志”，鸿就是鸿雁，就是鹅，鹄是天鹅，这是一个家族。如果你没听说过野鹅，

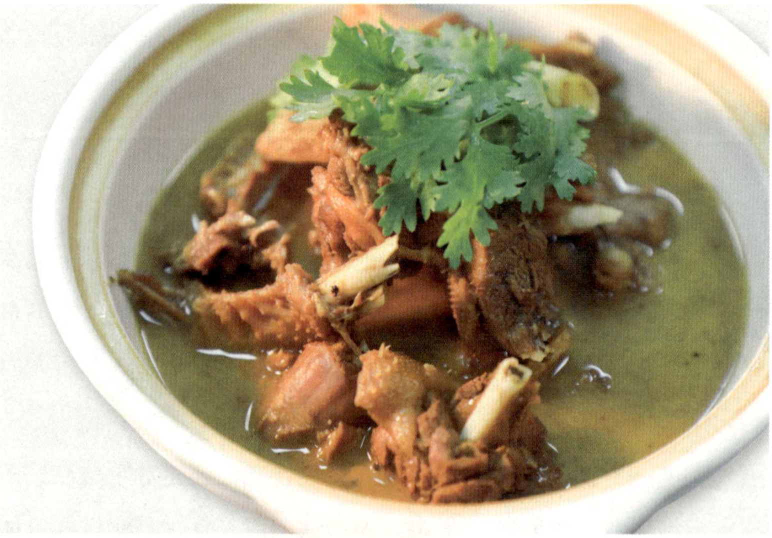

铁锅炖大鹅

看一下大雁就知道了。鹅就是驯养好的雁，雁就是天然野生的鹅。

鹅滋阴润燥的效果非常好，但铁锅炖大鹅有一个问题，到底是用冷冻的鹅还是现杀的鹅？其实都可以。

如果是现杀的鹅，就清理一下，拔去毛清理一下腔子里的血污，特别是肺，不能用，腥气特别大。然后将鹅切成块放在冷水里浸泡几次，换一下水，把血水泡出，控干备用就可以了。

如果是冷冻的鹅，首先要解冻，解冻完了以后的血水是泡不出来的，需要煮一下。烧开水，然后把切好块的鹅肉放进去，焯一下水，把血沫撇出来。焯的时候可以放点儿葱、姜、料酒，也可以不放，目的就是去血污。

血污去完了控干，就准备铁锅烧鹅。因为鹅的性质偏阴寒，我们需要一些调料，葱、姜、蒜自然不必说，另外就是花椒、大料、桂皮、香叶等香料，也可以根据自己的喜好再放点儿白芷。

控干鹅肉水分以后，锅里先放葱、姜、蒜爆出香味，然后把控好的鹅肉放进去煸炒，快炒干的时候把香料放进去，然后小火继续翻炒。

有的人先将葱、姜、蒜炒香，然后把香料放进去，炒出香味以后再下鹅肉。两种方法都可以试试，我觉得后下香料好一点，因为香料不是炒出香味，而是煸出油以后，出来的油把香味浸出来了。

另外想要鹅肉好吃，还有一个跟炖鱼有点儿像的秘诀，就是炒的时候最好用花生油、菜籽油或豆油，再放半勺猪油进去，这样做出来的家禽味道更香。煸炒香料以后，可以放点儿料酒或倒一罐啤酒炝一下锅，酒跟里面的油和蛋白质作用以后，能激发出一种新的香味。

最后把开水倒进去，没过鹅块，中火偏小让汤水保持一种沸腾状。一定记住，盐不要早放，就让汤水慢慢沸腾，咕嘟40分钟左右可以再加点儿开水。如果愿意加点儿配菜，可以切几个土豆、青椒放进去，不用配菜也行，就吃鹅。然后放盐，最后倒点儿香油，或者放点儿香菜，铁锅炖大鹅就可以出锅了。

铁锅炖大鹅吃的就是一个肉香，有的人在里面加辣椒、豆瓣酱，有点儿过了。我们为了秋天滋阴润燥才吃鹅，用点儿香料把它的腥味去掉，平衡掉就可以了。

3 臣 2：醋熘木樨

第二道菜也是肉菜，叫醋熘木樨，不仅有肉，还有鸡蛋。醋熘木樨其实是一道清真菜，如果醋熘木樨里炒猪肉片，这就有点儿贻笑大方了，但也不是说不能吃。

醋熘木樨是著名的京剧名家马连良发明的。京剧演员有一个特点，白天睡觉，养精蓄锐，等着晚上演出，演出前是不能吃饭的，因为饱吹饿唱，如果吃了饭，上面痰顶着糊嗓子，就唱不出音。所以他们都是在卸妆以后吃夜宵，很多饭馆专门伺候这些人，给老板们精心设计菜。

马连良喜欢吃炒牛羊肉片，还喜欢吃摊黄菜，就是摊鸡蛋。

有家饭庄的人听说马连良好吃这两个，干脆就把它们汇到一起。但有个问题，鸡蛋是高蛋白食物，牛羊肉又特别腻，怎么办？最后，饭庄的人就把肉和鸡蛋调成酸口的，多加米醋，变成了一道滑嫩鲜香，不腻又下饭的菜。

做这道菜先切牛羊肉片，最好是新鲜的牛羊肉，切好片以后要腌一下，放点儿盐、料酒，有花椒面或十三香也可以放一点，腌制入味。然后打个鸡蛋，给它裹上，再用点儿香油和水淀粉给它抓匀，就在那儿腌着。

另外打四个鸡蛋，我以前反复讲过怎么摊鸡蛋才香。在这儿摊鸡蛋就别那么讲究了，锅里放点儿菜籽油，就把鸡蛋摊开，摊成摊黄儿，铲成段

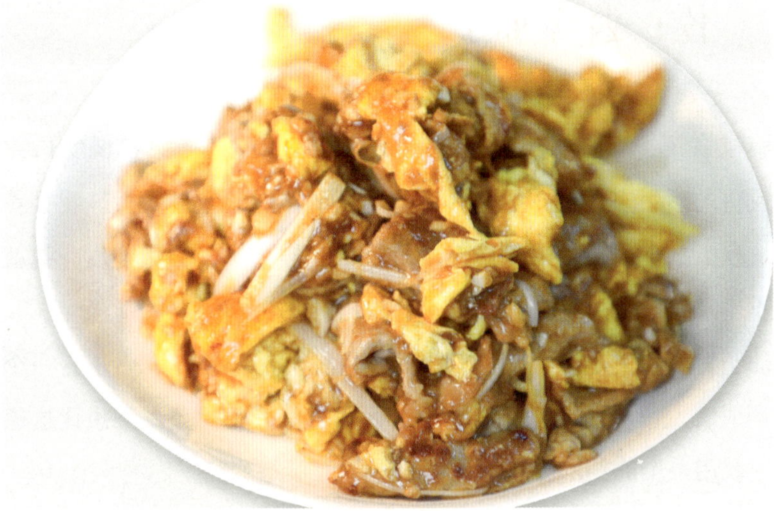

醋熘木樨

儿、块儿，炒香了以后盛出来装盘备用。

这时准备点儿料汁。料汁怎么调？灵魂料汁就是捣点儿蒜末、姜末，放到温水里先泡着，然后在里面加点儿料酒，加一勺醋，就是米醋，拌匀，接着放点儿玉米淀粉和土豆粉打成有点儿薄芡的状态。最后再切点儿葱丝，放到料汁里。

另起锅放菜籽油，油温五六成热的时候，把刚才腌好的牛羊肉片滑散。水分逼得差不多了，把刚才煎好的鸡蛋放进去翻炒，把它们和均匀以后，开大火，把刚才调好的料汁浇进去，最好让它裹在每块鸡蛋和肉上，出锅前放点儿香油，撒点儿香菜末，一道很好的醋熘木樨就出锅了。也有人学木樨肉那样加点儿木耳进去，没必要，醋熘木樨就解馋。

4 佐：酱爆茄子

第三道菜，就是君臣佐使里需要反佐的。前两道菜都偏酸口，偏补肺，反佐的话用点儿咸味的泻一下肺，不要让酸味收敛太过。我推荐酱汁茄子。秋天的茄子最好吃，越老越好吃，当然老了以后得削皮。我就怕大棚里长出来的茄子，怎么吃都一股生味儿，没办法。

茄子有彪悍的吃法，一切四瓣、四段，然后放在那儿。还有一个方法就是切成滚刀块，茄子非常吸油，前面两道菜都是肉菜，不想让这道菜太油腻，就用一个简约的方法——炸茄子，而不是煎茄子。

先把茄子切成滚刀块，然后撒点儿盐腌 5 分钟，攥一下，把水分挤出来。大家记住要想茄子好吃，一定要过油，锅里放点儿菜籽油或花生油，油热了以后把茄子裹点儿淀粉放进去炸。

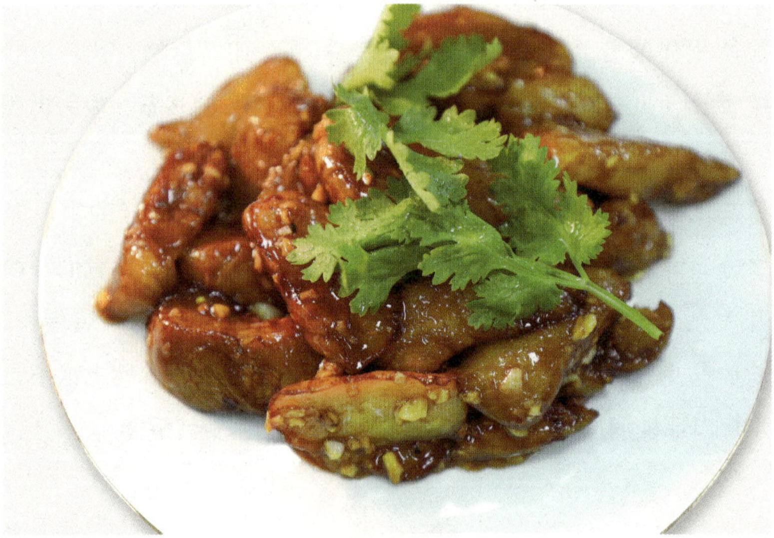

酱爆茄子

不裹淀粉也行，就是要有耐心，小火慢慢地炸，炸到水分渐干，茄子面有点儿微黄的时候，另起锅放花生油，油烧热了以后先爆一下花椒和大料，把花椒、大料炸出香味以后捞出去，放大量的蒜末炒出蒜香，然后把刚才煎好的茄子块儿放进来翻炒，翻炒1分钟，把料汁浇进去。料汁怎么调？很简单，就是用生抽汁加点儿料酒、糖拌好，它的主要味道是咸。

还有一个方法就是在炒香蒜末的时候放一勺黄豆酱，再把煎好的茄子放进去翻炒，这时就不需要料汁了，要在里面加点儿料酒、糖、开水，直到茄子把料汁全收进去，就可以出锅了。

酱爆茄子也是一道非常好的下饭菜，如果把酱爆茄子里的茄子块切成茄子丁，又可以做茄丁面，吃面的时候拿这个做臊子也非常好吃。

5 使：尖椒土豆丝

最后一道菜是君臣佐使的使，要求的味道是辛香、辛辣。选一道北方最具代表性的尖椒土豆丝。秋季，北方的土豆也下来了。土豆有两种，一种是粉糯的，一种是脆的。粉糯的出淀粉用，脆嫩的就是炒菜用的。

在这儿强调一点，土豆是块茎，它是菜，不是主食，不是种子。插种块茎也能发芽，但只是它的复制品，不是一个新生命，而是老生命的延续。所以土豆是菜，我们还要吃主食。

尖椒土豆丝怎么做？很简单，土豆削皮，切成丝泡在水里。快炒的时候把它拿出来，因为土豆切完以后，暴露在空气中时间太长就会发黑，茄子也是。我们先用猪油炝锅，没有猪油用其他油也行。然后准备辣的材料，可以选一些辣的尖椒，比如朝天椒、二荆条，也可以用干辣椒。

先掌握火候，锅里爆香花椒，把花椒粒炸黑了以后捞出来，把干辣椒

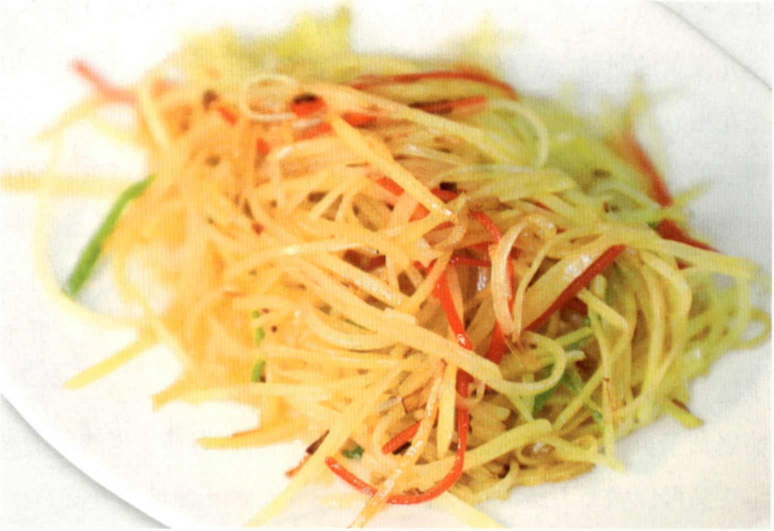

尖椒土豆丝

掰碎成段，把籽去掉，放进去，出辛辣味道后把控干了的土豆丝放进去跟它不停地翻炒，最后让辣椒的味道带着油进入土豆丝里。

如果你切的是新鲜的朝天椒或红绿辣椒，先炒辣椒丝，炒出辣味以后再炒土豆丝，最后调一下口儿，放点儿盐或醋，别搞成醋熘土豆丝，咱们吃的是辣味，醋一定要少放。最后就可以出锅了，香喷喷，爽口。

祝大家用膳“怡”！

第14章

秋分南方膳

秋分南方膳的主食给大家推荐一道特别有地方特色的过桥米线。吃饭要有文化，要懂历史、人文、人情世故。

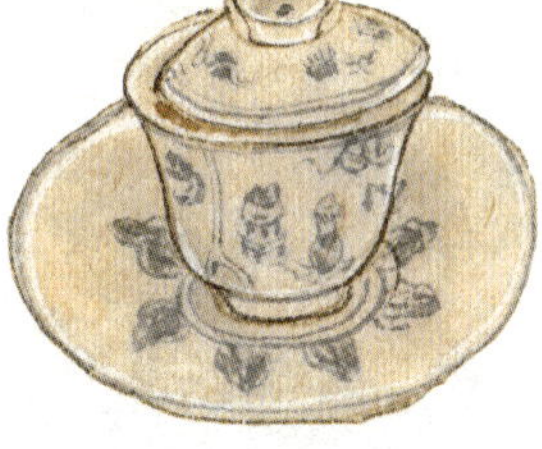

1 君：过桥米线

秋分南方膳的主食给大家推荐一道特别有地方特色的过桥米线。吃饭要有文化，要懂历史、人文、人情世故。

北方人吃面条，吃粉条，不知道米线。大米磨成粉以后重新制作，就叫米线或河粉。

我以前说过小麦面粉需要用乳酸菌或酵母菌发酵，兑碱才好吃一点。后来才知道米线也有发酵的，发酵以后更好吃。

云南米线一般有两大类，一种是经过发酵磨粉制成的酸浆米线，制作工艺比较复杂，但酸浆米线有独特的清香味，而且比较筋道、滑爽；另一种是大米磨成粉直接压扎成型，靠加热糊化，让大米粘连固定成型，这叫

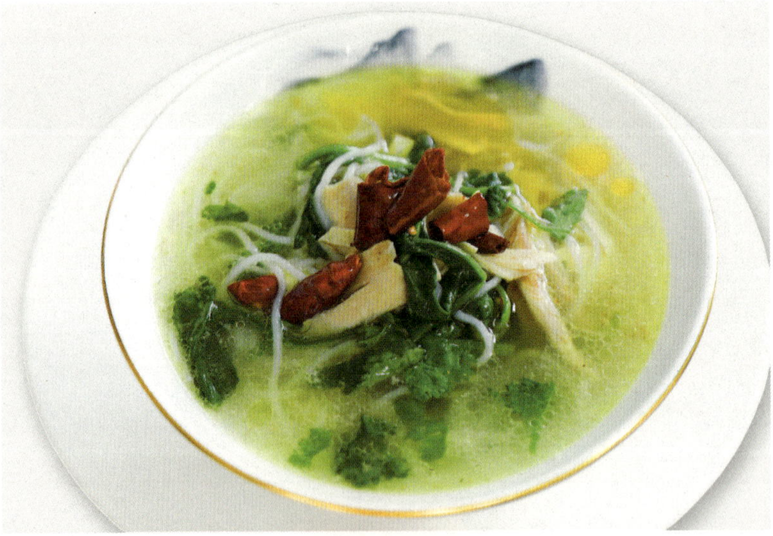

过桥米线

干浆米线。干浆米线晒干以后跟干粉条一样，方便携带和贮藏，蒸煮后才能食用。

南方人吃过桥米线，主要吃个香味，吃个热乎气。

准备一下干浆米线，先用开水煮至五成熟，然后熬汤。熬汤的主要食材是猪骨和鸡块，熬到汤的表面有一层黄黄的鸡油为止。除了米线，我们也可以准备点儿佐料或调料。当地的人愿意在汤中放一些猪里脊肉片、鸡胸脯肉片，还有乌鱼片，提前用开水烫熟的猪腰片、猪肚、鱿鱼丝等肉类，以及豌豆尖、韭菜、香菜、葱丝、姜丝、玉兰片等蔬菜。

需要注意的是，一定要用厚重的容器把熬好的鸡和猪骨汤放在碗里，然后按照顺序，一层一层地先放肉类，再放蔬菜类，最后放米线。如果愿意吃辣，可以放点儿油泼辣子或放点儿胡椒。

经常吃凉食的人，脾胃弱又没法用火的人，一定要考虑一下过桥米线。

2 臣1：西湖醋鱼

主菜推荐西湖醋鱼。杭州是一个我特别喜欢的城市，它的文化、经济、饮食都让我流连忘返。

杭州西湖边有一家楼外楼，“山外青山楼外楼，西湖歌舞几时休？暖风熏得游人醉，直把杭州作汴州。”“东南形胜，三吴都会，钱塘自古繁华”，说起来杭州历史人文的典故都很多。

我到杭州的时候，去楼外楼吃过西湖醋鱼，当时慕名而来，没觉得有什么特别之处，而且旅游的团餐不是正经餐，当地人未必会去吃西湖醋鱼。

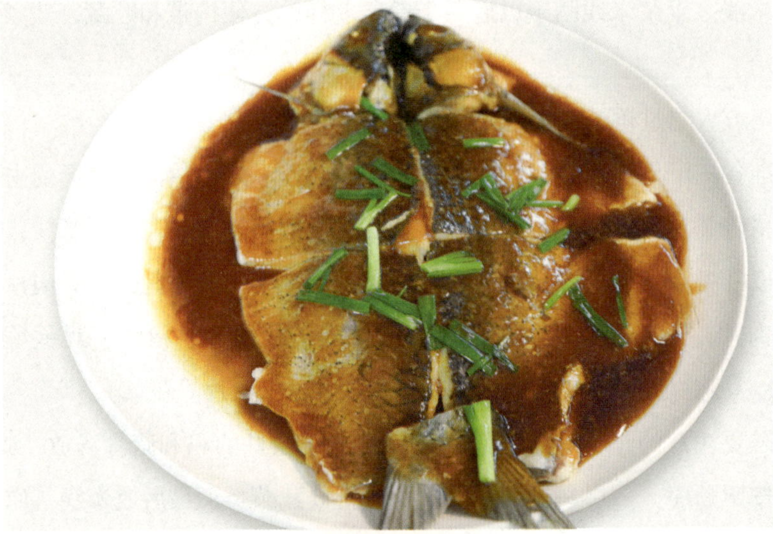

西湖醋鱼

西湖醋鱼这道菜有两个特点，第一是鲜嫩，第二是全程不放一滴油。这有点儿像粤菜，但又不是粤菜的做法。粤菜基本上就清蒸，放点儿葱油就吃了。杭州人爱吃点酸甜口，这道西湖醋鱼就是以酸味为主。

下面说一下制作过程。想鲜嫩一定要用活鱼，冷冻鱼做不出这个味道，可以选草鱼，如果觉得刺多，也可以选巴沙鱼或石斑鱼。先把鱼洗干净切成四段，然后把它拼放整齐，在肚子上改刀，切成雌雄两片，即沿着任脉、督脉剖开。这时在锅里烧水，放入葱、姜段，放入料酒，再加点儿盐，保持微火不沸腾，就是冒泡的状态，然后依次把洗好的四段鱼放进去浸 10 分钟。10 分钟以后把鱼捞出来码盘，肚子朝下，有鱼鳞的地方朝上。

西湖醋鱼的灵魂在于浇汁。浇汁就是用醋和撇去葱、姜段，煮鱼的鱼汤打底，再用芡粉做一个勾芡，碗里面放入醋、生抽、料酒，然后放入淀粉、胡椒粉，最重要的是要切姜末，切得越碎越好，姜末跟醋和鱼肉放在一起会产生一种蟹肉的味道。

南方人爱吃甜，可以少放点儿白糖。然后小火慢慢煎熬，搅拌，让它变得稍微浓稠挂汁，这时把汁浇在刚才煮好的鱼上，趁热慢慢品。

3 臣 2：咕咾肉

第二道菜接着吃肉，给大家推荐一道很有名的菜，叫咕咾肉。这是粤菜，听名字就很奇怪，为什么叫“咕咾”？其实是音译。这道菜是酸甜口的，以酸为主，有人还会加入菠萝或葡萄干，正是顺应秋时的一道菜。

接下来讲一下制作方法。将猪里脊肉切成条，再切成方块腌制一下。放入几点盐做个底味，然后放入料酒、生抽、胡椒粉、五香粉，打一个鸡

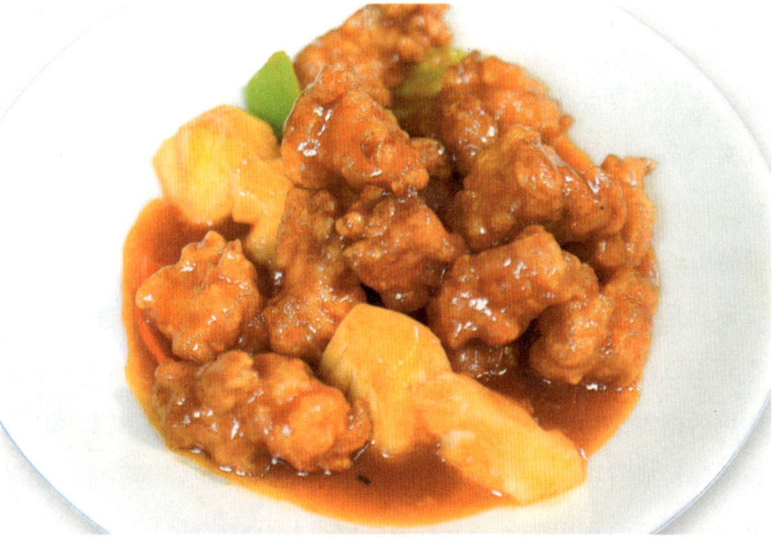

咕咾肉

蛋，抓匀，最后放点儿干淀粉，就是干芡粉，玉米淀粉或山药粉也行，然后将猪肉块裹匀了腌制 10 分钟，给肉腌得入味。

另外准备菜籽油或花生油，油温升到五六成热的时候，就把刚才腌好的小块猪肉蘸上生粉，放到锅里炸，炸到猪肉块变成黄褐色，表面变脆就捞起来。捞干净以后再把油温升高，复炸一遍，猪肉块就准备好了。

这时另起锅放油，做酸的味。我们一般用西红柿酱，也叫番茄沙司、番茄酱，没有番茄酱也可以把大量的西红柿浓浓地熬汁。我个人认为用番茄酱好一点，然后加一勺醋，可以用白醋，也可以用米醋，接着放一勺或半勺白糖，稍微加点儿水，小火慢慢地让它变得浓稠。这时可以把炸好的肉块、切好的菠萝块，或者配点儿其他颜色的菜，如青椒段，等每块肉均匀裹上酱汁，就可以出锅了。这道菜很受小朋友的喜欢。

4 佐：雪菜豆腐

第三道菜需要点儿咸味，就是我们用酸补肺，用咸泻肺。推荐一道叫雪菜豆腐的菜，这是一道很好看的菜，小葱拌豆腐一清二白，雪菜豆腐也是一青二白，青就是绿的意思。它是一道很提味道、很爽口的菜，制作方法也很简单。

雪菜就是雪里蕻腌的，味道很咸。豆腐先切成小方块，在锅里放点儿盐，煮开了以后把豆腐过一下水，让豆腐恢复一下生机，蒸一下、煮一下都行。然后把雪菜切成小碎丁，锅里最好是放猪油，等油温上来以后，用葱、姜炝锅，或直接放点儿花椒和大料提一下味。炝好锅后先炒雪菜，然后放豆腐，让它们互相结合一下，最后放点儿开水，大火收汁。

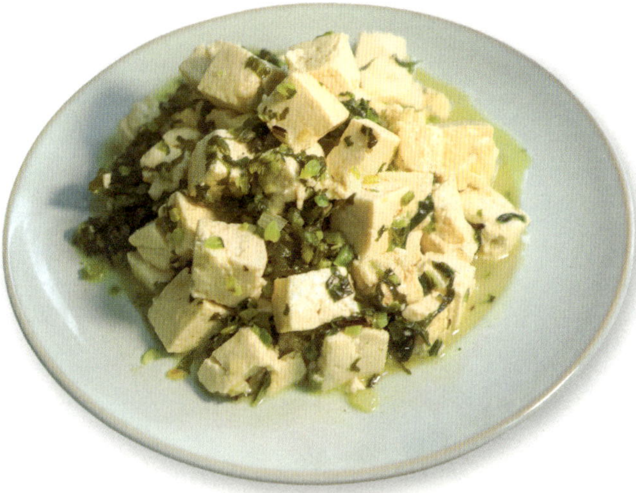

雪菜豆腐

这道菜是很爽口的菜，也是很好的下饭菜，前面吃了酸的菜可以吃这个爽一下口。

5 使：炝拌萝卜皮

最后说一下君臣佐使的使，吃酸的有点儿收敛过度要宣发一下，吃点辛辣的菜。

把炝拌萝卜皮推荐给大家。萝卜是秋天应季的蔬菜。萝卜的品种有很多，有胡萝卜、白萝卜、绿萝卜。我们一般选辣一点的萝卜，比如红萝卜做这道菜。将红萝卜表面洗干净，然后切成滚刀块，让它体型不一致，更好地接触佐料。

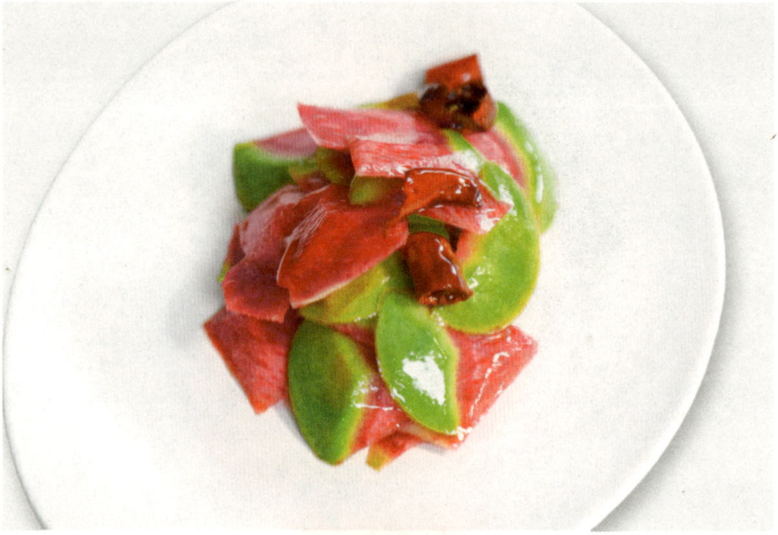

焓拌萝卜皮

接着用盐将红萝卜皮腌 10 分钟，然后把腌出来的水分倒掉，再根据我们的口味加入醋、香油。最后把干辣椒切成辣椒圈放入锅里加点儿油，把干辣椒炝一下，香味出来以后把炸好的辣椒和油一起倒在红萝卜皮上拌匀就行。爱吃糖的人，也可以加一点糖。

祝大家用膳“怡”！

第15章

寒露北方膳

为什么推崇桔梗？现代研究表明，桔梗对痛风有非常好的疗效。家里有人痛风的话，可以经常吃点儿凉拌桔梗。

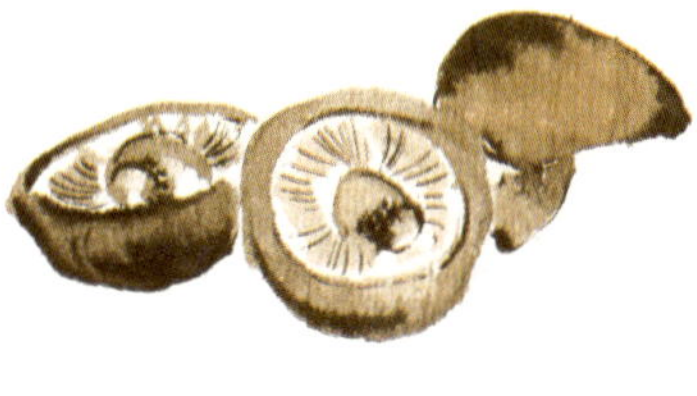

1 君：酸汤水饺

寒露节气北方膳食的主食，我推荐酸汤水饺。酸汤水饺在陕西、甘肃一带比较常见。

北方人一般吃饺子就是吃饺子，喝碗饺子汤抿抿就完了。但加了酸汤以后，除了饺子皮里的肉馅有风味，酸汤也是一种风味。

我觉得酸汤饺子跟重庆和四川的红油抄手有一拼，吃馄饨大家知道要调一碗汁，碗里有虾米皮、紫菜、酱油，然后拿馄饨汤一冲，连汤带馄饨舀着吃。酸汤饺子跟这个有点儿类似，只不过馄饨偏辣，酸汤饺子是酸中带点儿辣，以酸为主。所以为顺应秋天的节气，我推荐这道主食。

首先说饺子，没机会跟大家介绍包饺子的方法，其实大家从小都会做饺子，家里再穷，年三十也得包一顿饺子。我从小的工作就是和面、擀饺子皮，我妹、我妈包饺子，我记得我舅妈拌的馅最好吃。我一直问她要秘方，她也不告诉我，只说："你想吃就给你做。"这也算是专利保护。

包饺子的第一要点是选对面粉，直接买饺子粉也行，但如果买低筋粉，包不住馅，容易散；买高筋粉，擀的皮特别有弹性，擀开了它就弹回去。所以，一般选标准粉或中筋粉和面包饺子。

和面的时候需要冷水或温水，而且水的比例要多一点。我的经验就是，吃面条，面要和得硬；包饺子，面要和得软，第一是好擀皮，第二是包的时候容易把饺子粘起来。有的人习惯在外面买饺子皮，但这种饺子皮有个特点，就是饺子皮边要抹道水才能黏合。所以还是自个儿和面擀饺子皮比较好，一家人包饺子很有气氛。和面要反复揉、饧，这样才能让它变得更有气、有活力。

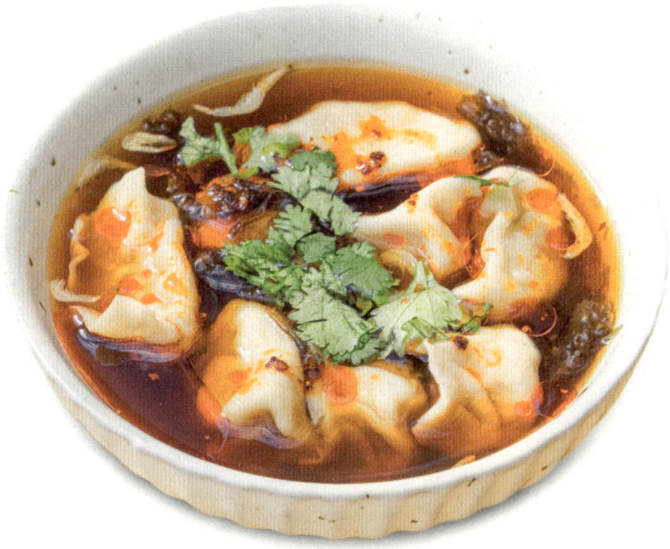

酸汤水饺

包饺子的第二要点是饺子馅。大家记住，酸汤饺子是为了配合饺子里的羊肉，羊肉馅的饺子一般配大葱或胡萝卜，您可以自己定。羊肉最好是自己剁，绞肉机是把肉拉扯开了，吃到嘴里不舒服。还是自己剁吧，一边站桩，一边剁，把气灌到肉馅里。

剁好馅以后就搅拌，有一个秘诀是把葱、姜、花椒用温水泡，然后用这个水和馅，因为羊肉干，很吃这个水。顺着一个方向将馅和水搅匀，搅到最后馅夹起来很黏，甚至有点儿拉丝时，就可以把剁好的葱或胡萝卜放进去，然后放点儿五香粉、胡椒粉、盐调一下，尝一下味儿。最后倒点儿熟油、香油封一下，裹住馅的水分。

和好馅后开始包饺子。吃酸汤饺子，饺子要包得小一点，别一碗只能放俩饺子。饺子包好以后，准备做酸汤。很多人介绍酸汤就是里面放点儿醋、生抽、虾皮、紫菜皮、香菜，其实不对。酸汤饺子的灵魂在醋上，直接倒入你买的醋没有意义，吃不出那个味道。这个醋要特殊加工一下。

怎么加工？比如你选的是山西的醋或普通的香醋，这瓶香醋可以倒到锅里熬一下。熬的同时放一些暑伏天介绍的那些香料，比如花椒、大料、桂皮、香叶、高良姜、豆蔻，一定要煮 5 分钟，然后把料渣捞出去以后放点儿糖，再烧开一下，这时醋就由生醋变成了熟醋。接着准备一个大碗，里面放紫菜、虾米皮、香菜，倒一点生抽，最后把刚煮好的酸汤舀半勺放进去，酸汤就做好了。

这时起锅里煮饺子。等饺子煮熟后舀一勺沸腾的饺子汤冲到调好酸汤的碗里，然后把饺子捞进去。最后撒点儿香菜，连汤带饺子吃进去，美得很。喜欢吃辣的人还可以在酸汤中放点儿油泼辣子、辣椒，但不要掩盖住酸汤的味道。

2 臣 1：尖椒肥肠

寒露节气主菜，我推荐尖椒肥肠。肥肠一般指猪的大肠，但也有地方是大肠和小肠不分的。我在日本超市买东西的时候，发现他们是不分大肠和小肠的，写的是猪大肠，但能看出来有的是大肠，有的是小肠。

中医认为肺与大肠相表里，心与小肠相表里。我经常说现在人生病是因为心肠凉了。心肠要热、要软，这就是中医的认识。

猪大肠在秋天吃，对应的是金，对应的是肺和大肠。所以从食疗角度来讲，猪大肠本身就有润燥、补虚、补气血的功效。如果本身就有大肠或肺的问题的人，可以考虑吃点儿。

给大家推荐熘肥肠。熘肥肠有两种烹饪方法，一种叫焦熘；另一种叫软熘。我之前说过熘的概念，经过了低温油炸的过程，在炒制过程中有一

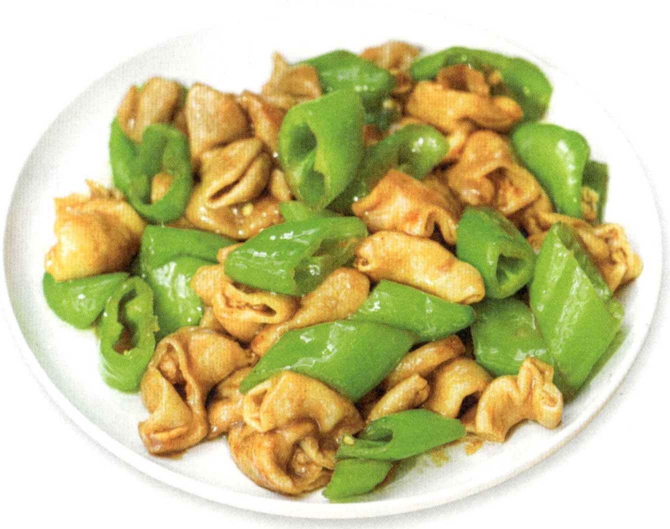

尖椒肥肠

层薄薄的勾芡，显得很滑溜。焦熘就是裹上淀粉炸得比较透，吃起来嘎嘣脆，有点儿焦糊的感觉；软熘就是过一下油，跟做熘肝尖儿一样。

本章介绍的做法，确切地说应该不叫熘，因为没有过油。这是我的一道拿手菜，我为什么肥肠做得好？因为我对这个东西有感情。我上初中的那个年代，食材都是定量供应的，基本没什么油水，吃的70%都是粗粮。这时，我二姨父到大同肉联厂工作弄到了一些买肥肠的肉票。于是，我骑着自行车跑到大同肉联厂找到二姨父，排队把肥肠买了回来。

回家以后我妈就用醋和碱清洗肥肠。其实我个人认为肥肠洗得那么干净就没有味儿了，它最好吃的就是里面的那点儿黏液。

清洗完了以后肥肠怎么做？我看到很多人说爆炒肥肠，我心想炒一个试试，跟胶皮一样，根本嚼不动。所以，肥肠清洗干净以后要放到冷水锅，里面放点儿葱、姜、料酒，不放盐，小火炖，至少炖1小时。这时你拿筷子捅捅它，基本烂了就可以出锅了，这叫白肥肠。再放点儿香料，桂皮、花椒、大料、草果、豆蔻、香叶等卤肉料就在里面煮，煮1个小时肥肠变成黄褐色后，就可以。出锅放凉，然后改刀，切成段备用。我们准备配料，一般选点儿尖椒，辣不辣都行，也切成段。有的人还喜欢配点儿冬笋、木耳，其实都是画蛇添足。

锅里放点儿菜籽油（做荤菜用素油，做素菜用荤油），把蒜拍碎，在锅里爆香，把肥肠下锅跟蒜一起煸炒，烹入料酒，把尖椒段也放进去，再倒点儿酱油，撒点儿胡椒粉，翻炒几下，再烹入料酒或放点儿开水，最后拿水淀粉稍微勾一下芡，就可以出锅了。这样肥肠的肉香、芡汁的滋润，还有尖椒的爽脆都能尝到。

3 臣2：蓝莓山药

第二道菜偏素，以补益肺气为主，我选了薯蓣，就是长条山药。这道菜叫蓝莓山药，中西合璧，选蓝莓是喜欢它跟山药搭配的颜色。如果你不喜欢蓝莓，可以用其他搭配，番茄酱也行，就是取一个酸甜的口味。

山药洗干净带皮蒸熟了，连须子一块吃，这是最好的，但现在的人讲究，就把皮削了再蒸。我个人认为没必要，削皮的时候手碰到山药表皮，山药黏液会让人痒得不行，所以干脆把山药洗干净上锅蒸，然后想吃皮吃皮，不想吃皮就把皮扒了。

蓝莓汁怎么调？懒人直接把蓝莓酱往山药上一抹，就行了。讲究点儿的，咱们熟化它一下，拿一个小锅，里面放蓝莓酱，再放点儿冰糖，加点儿冷水，把它烧开，搅和一下别粘锅，让汁浓缩，最后把煮熟了的汁浇在山药上，味道更好。丰俭由人，再讲究就把山药捣成泥，跟吃酸奶似的放

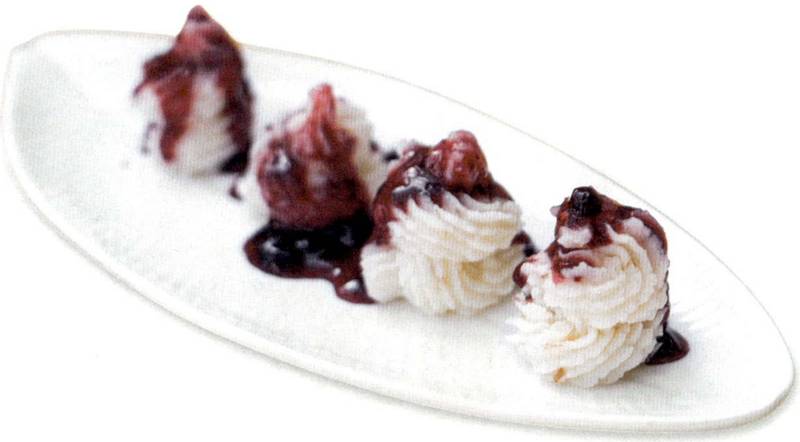

蓝莓山药

到一个杯子里，上面浇一层蓝莓汁，拿勺扰了吃，吃下一层再浇一层。各从其欲，皆得所愿。

4 佐：砂锅焗百合

第三道菜做一个反佐。补肺用酸，反佐用咸。在推荐这道反佐菜之前，我先给大家讲一下补益心气的百合，百合有观赏的百合，也有药用的百合，还有食用的百合，是不一样的。百合的鳞茎，像蒜一样，一瓣一瓣的，我们吃的时候就吃这一部分。《金匮要略》里专门提到一种病叫百合病，类似现在人们的焦虑症和躁狂症，跟那个状态有点儿像，古代医生们把它单列成了一个病，治疗时的君药就是百合，把百合提前泡一晚上，然后洗去它渗出的液体，煎药吃。

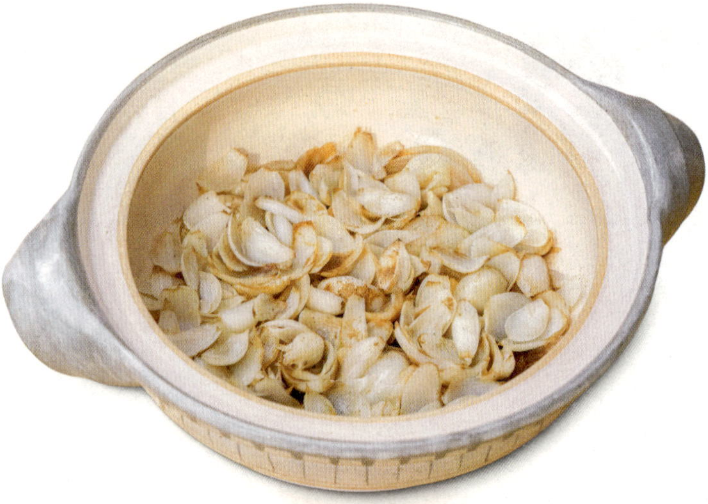

砂锅焗百合

百合味道偏咸，能补心、泻肺、润肾，所以反佐酸味，我们用百合做一道菜。百合的做法很多，熬粥、炖汤，甚至做凉菜都行。本节我们学一道比较有独特风味的砂锅焗百合（焗是一个南方的烹饪方法）。准备点儿洋葱和蒜，再加一个百合。然后准备一个砂锅，底层放点儿油，洋葱切成丝或切成段，把蒜拍碎了，铺上一层。中火让它温暖，香味散发出来，这时把洗干净的百合掰开，一瓣一瓣地铺在洋葱和蒜的上面，铺好后在上面淋点儿生抽和盐，或者稍微加点儿胡椒粉，盖上锅盖，小火焗 15 分钟，最后开锅，就可以吃了。

百合是一种很好的食材，也是一种很好的药材，能治心烦、失眠，还有肺里的邪气或痰涎。

5 使：凉拌桔梗

最后一道菜是君臣佐使的使，我们要用辛味或辣味的食材，给大家推荐韩式泡菜：腌桔梗。桔梗是一味非常好的中药，《神农本草经》上记载它是一种多年生的草本植物，有一个特别长特别粗的根，而且肉乎乎的，肉质也很好。东北人常把它挖出来，制作成腌菜或咸菜。

中医用桔梗治病。桔梗的味道就是辛，能宣肺、疏肝、泻脾，我认为这是一种能把痰从肺和胃里排出来的很好的中药。《神农本草经》说桔梗能治胸胁痛如刀刺（相当于现在人生气以后的憋屈，肋间神经痛），还能治疗肠鸣悠悠如走水。

下面说一下腌制桔梗的方法：桔梗挖出来去皮，加点儿盐反复搓洗，能把桔梗苦涩的味道去掉，清水洗几遍，放干。切成段或切成丝，或者肥

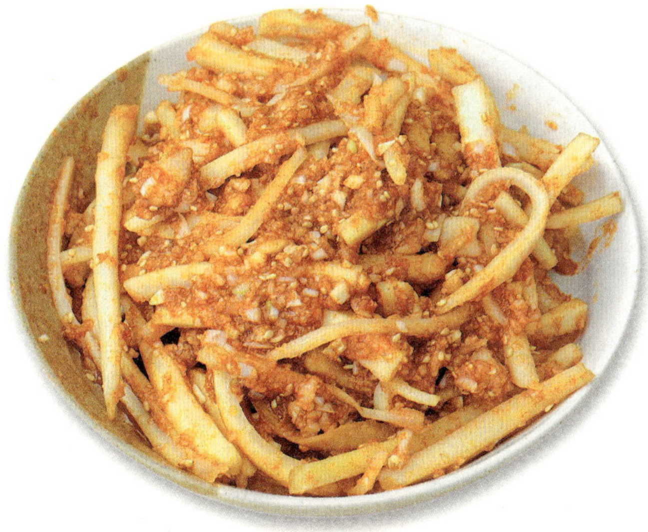

凉拌桔梗

厚的地方直接拿手撕成丝，把生姜、葱、蒜打碎，然后放点儿盐、白糖和辣椒面。

接着把梨和苹果削皮，剁成块，或者用搅拌机打成泥。所有调料准备好了以后搅匀，再放入一勺炒熟的芝麻，把刚才沥干水分的桔梗跟它们放在一起，然后戴上塑料手套，把调料抹匀在桔梗上，腌几天吃也行，当天吃也行。

现代研究表明，桔梗对治疗痛风有非常好的疗效。家里有人痛风的话，可以经常吃点儿凉拌桔梗。

祝大家用膳“怡”！

第16章

寒露南方膳

寒露南方膳的主食，推荐我吃过的，很好吃的常熟蕈油面。古人把长在田地里、草丛中的蘑菇、菌类叫菌，把长在树上、树根上的叫蕈。

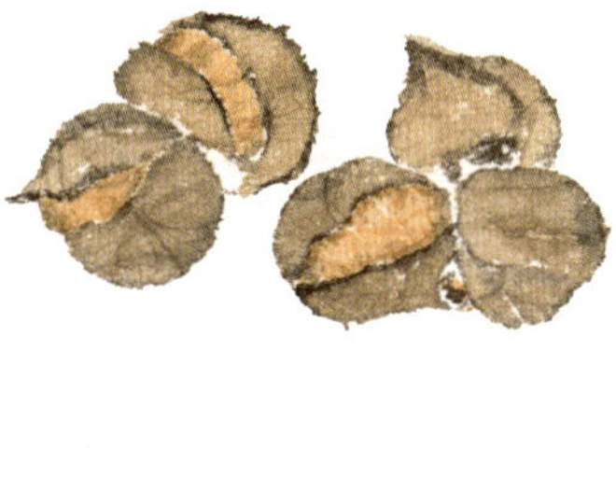

1 君：蕈油面

寒露南方膳的主食，推荐我吃过的，很好吃的常熟蕈油面。古人把长在田地里、草丛中的蘑菇、菌类叫菌，把长在树上、树根上的叫蕈。

蕈有一个很好听的名字，叫“雁来蕈”，意思是大雁来的时候才会有这个东西。蕈的宝贵之处在于野生，目前还没有人工栽培。当地人把采蘑菇、采菌叫捉，很生动。要说采、收、挖，不如捉。蕈是朝生暮死，早晨借着露水长出来，经过太阳一晒，到晚上就败了，所以很多人都在雁来的季节很早起来去捉蕈。

蕈的味道鲜美，但不好保存，晒干了味道就差一点。所以人们把蕈做成蕈油，以保存它鲜美的味道。

下面说一下制作方法。准备原料，第一个是菜籽油。菜籽油不用说了，在我介绍的植物油里是排名靠前的，比花生油、豆油、玉米油都香。做蕈油用调和油、橄榄油，都不是古法，劳动人民试了很多次，认为用菜籽油做是最好的。

菜籽油的用量要根据蕈的量来定，菜籽油要把蕈淹住、封住。这么做的原因就是蕈的保质期比较短，用干蕈做会丧失一些风味，把它提前封在油里，鲜美的味道能保持很久。把蕈洗干净控干，待菜籽油烧开了，油热冒烟，就把蕈放在锅里面，同时切几片老姜，不是嫩姜、仔姜，要老姜，为什么？平衡蕈的阴寒之气。

将蕈放在油里反复炸，炸到它冒泡沫，待金黄色的泡沫水汽消失，这时把蕈、姜片捞出来控干，再大火加油温至冒烟，把蕈和姜片放进去，回一下锅，等水汽、水泡完全消失了，在里面加点儿盐调味晾凉。晾凉后找

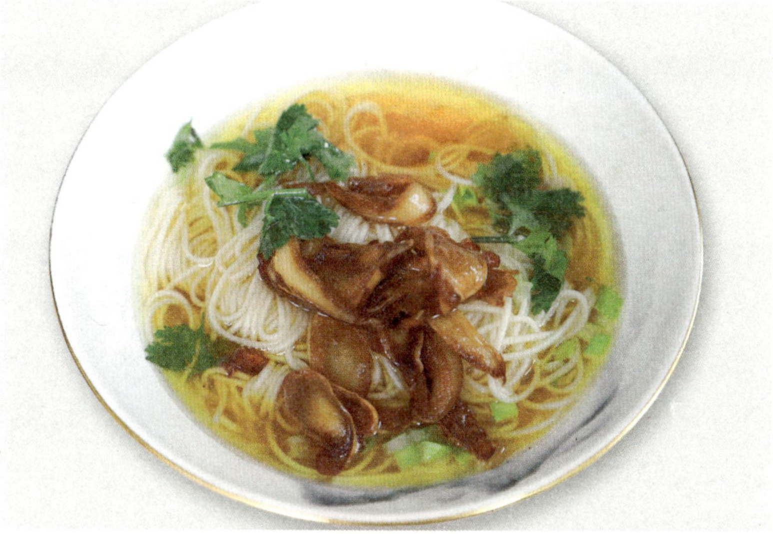

蕈油面 1

罐或其他有密封的容器，把蕈油倒进去，随时吃随时取。

如果没有赶上这个季节，没有鲜品怎么办？就用晒干的蕈，提前做一个准备工作，要给它先泡一下，用掺有面粉的水洗，洗完以后连同姜片一起上锅蒸。目的就是让它既不流失鲜美的成分，又能保持湿润。剩下的步骤就跟前面一样了，用菜籽油把蒸好的蕈和姜片放进去炸，炸完再捞出来回锅炸，这时蕈的味道封在油里就能吃了。另外扩展一下，即便过了这个季节，你手里有其他野生菌，不管什么样的菌，都可以按我介绍的方法做。

蕈油面有两种吃法，一个是荤法，就是吃油、吃肉的人的吃法，比较奢侈。常熟当地人是这么做的：提前一天用猪骨、鸡架，还有鳝鱼骨熬高汤，熬 6 ～ 8 小时，用高汤打底，然后把煮好的面条捞上来，放入盛高汤的碗里，在上面浇上蕈油和蕈，拌着吃。

另外有人想吃点儿荤，但没时间熬高汤，也好办。面条煮好以后，在

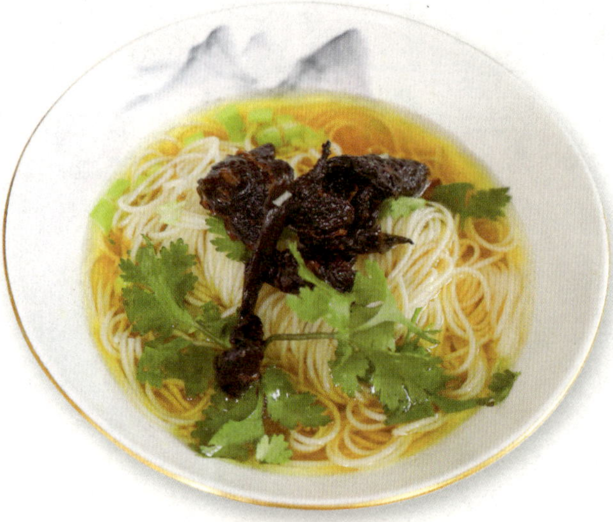

蕈油面 2

碗里放半勺猪油，放点儿酱油，然后搅匀，再放点儿葱花、香菜。这时把面盛进去，再把蕈油和蕈倒在上面搅拌，味道也很鲜美。

但蕈油面正宗的吃法是吃素面。别以为吃素就低级，真正吃素的人很讲究，食材很难得，也很鲜美，比吃肉还香。清汤面煮好了以后，面放在碗里，直接把蕈油和蕈拌在碗里，用的量根据口味来加，比不用猪骨汤或猪油肯定要量大一点，也可以放点儿酱油、醋。这就是素的蕈油面。

大家可以翻翻自个儿家里剩的野生的蘑菇、菌子，或到市场买点儿采摘的野生菌，回家这么做。给大家推荐蕈油面。

2 臣1：橄榄猪肺汤

主菜推荐煲橄榄猪肺汤，也叫橄榄肺头汤。秋天应时当令是归肺和大肠，滋阴润燥最好的方法就是吃一些相关的食材，酸味的，能入肺经和大肠经的食物。所以，猪肺是我们的首选，不论北方、南方都是一样的。

猪肺最好买新鲜的，如果家里人多食量大，就连它的气管全买下来。一般新鲜的猪肺是红色的，把气管对着水龙头冲，给它灌水，很快你就会惊异地发现整个肺被洗白了。洗两三遍、三四遍都行，这时可以拿小刀在肺上戳几下，让水流出来得更快一点。

如果你是小家庭，人口不多，就买1/2或1/4的肺回来。洗好的肺用冷水泡，里面放点儿淀粉搓，搓完以后放点儿白醋，这时你就发现它会吐出很多泡沫，把它洗干净，捞出来晾干，肺头就准备好了。

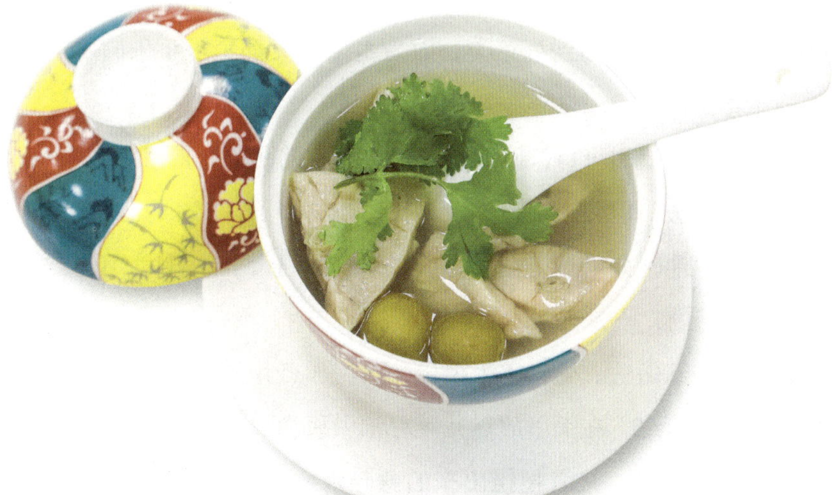

橄榄肺头汤

另外准备橄榄，把橄榄在案板上先拍碎，拿盐拌匀腌一下。再准备几粒胡椒粒，或者把胡椒粒跟肺头放在一起。把胡椒粒碾碎，先把用盐拌好的橄榄放进去铺底，然后把洗好的肺头放进去，倒水，

盖上盖大火煮开，后改成中火或小火，让它保持沸腾，继续煮，大概需要煲 45 分钟～1 小时。准备出锅前加点儿香菜，不爱吃香菜的人可以去几片鲜枇杷叶，取它止咳化痰的功效，也提一下汤味。

3 臣 2：西红柿炒鸡蛋

第二道菜还是以酸味为主，以咸为辅，我选了一道最家常的滋阴、润燥的菜，就是西红柿炒鸡蛋。但我妈的老师马衡枢先生很早就说过，湿气大的人要少吃这道菜，因为它滋阴润燥的力量确实比较强，所以本身痰湿很重的人就不适合吃。

我个人把西红柿归到蔬菜类，因为水果一般都是多年生的木本植物，西红柿一年就种一茬，它不是树，就是蔬菜。

另外西红柿酸甜可口，确实是一种很好吃的蔬菜。西红柿炒鸡蛋，各家有各家的做法，但我个人认为最早我们光学会了炒鸡蛋。炒鸡蛋的秘诀在于先炒出葱油，如果直接把葱切成碎末放在鸡蛋里摊鸡蛋，葱是水焖熟的，不是炒熟的，不是很好吃。

下面说一下做法。先打 4 个鸡蛋，然后加点儿盐、料酒搅拌均匀，然后切好葱白和葱绿，在锅里放点儿菜籽油做葱油，把葱炸黄就捞出来，锅里剩下的就是葱油，接着把捞出来的葱碎末放入鸡蛋液里（也可以扔了不要）。这时油温特别高，把鸡蛋液倒进去，煎出来的鸡蛋就有葱油香，没了腥气。

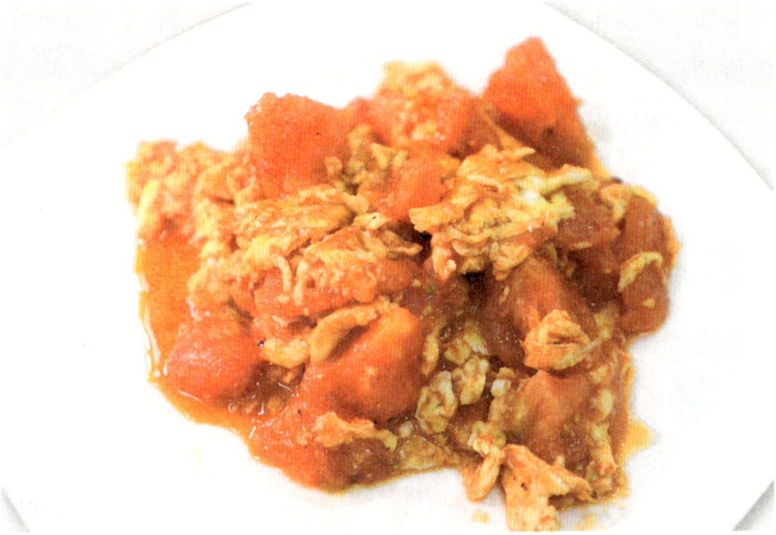

西红柿炒鸡蛋

另起锅，准备煸西红柿。西红柿炒鸡蛋想好吃，一定要把西红柿的蒂和皮去掉，然后切成块。用葱、姜炝锅，把西红柿倒进去不停地翻炒。翻炒的热气上来以后，把炒好的鸡蛋放进去，让它们的味道互相渗透。

如果西红柿酸味不够，可以放点儿番茄酱。最后出锅前可以放点儿糖，浇点儿醋，增加酸甜的口味。西红柿炒鸡蛋这道菜可以放西红柿多点儿，也可以放鸡蛋多点儿，可以按照自己的喜好来。西红柿炒鸡蛋看着就很有食欲，香气也很浓。

4 佐：盐水鸭

第三道菜推荐著名的盐水鸭。

大家都知道盐水鸭是南京的特产，其实不只是南京，在福建漳浦一带也有很好的盐水鸭的做法。方法大同小异，这里给大家介绍一下。第一，买整只生鸭子或买点儿鸭腿、鸭翅膀，回来以后洗干净控干，如果控不干，拿厨房纸巾擦干净。做盐水鸭需要大粒盐，如果没有大粒盐，就用家里的细盐，量大概是鸭子重量的 1/10。

比如买了一只 500 克的鸭子，就用 50 克细盐。接着再准备花椒，花椒的用量是细盐的 1/10，5 克。准备一个铁锅放在火上，把盐放进去炒，等盐炒得差不多微微变黄的时候关火，把花椒放进去，让盐的余温把花椒的香味激发出来。当然，也可以把花椒和盐一起放进去炒。

趁盐和花椒还热，不烫手的时候，用手将它们拿起来往鸭子的肚子、后背、胸脯、脖子上抹。然后切点儿葱、姜，塞到鸭子的肚子里。塞好后把鸭子放到一个饭盒或饭盆里，用保鲜膜封上，放入冰箱，需要放 12 个小时。这是做盐水鸭的一个关键步骤。

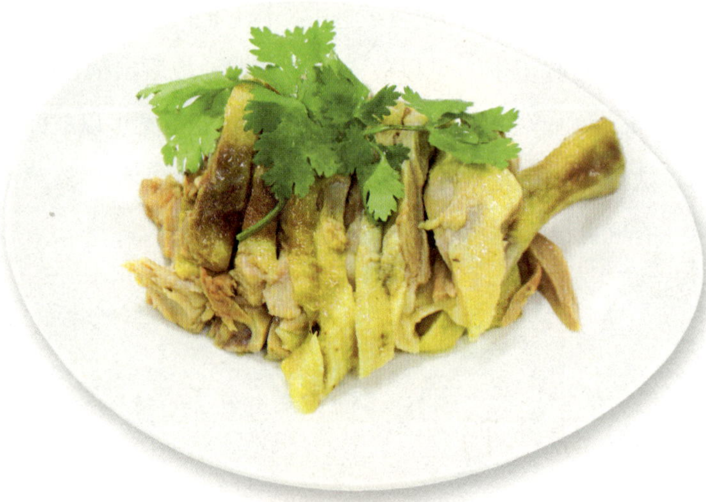

盐咸水鸭

12 小时后我们把鸭子拿出来蒸。准备一个笼屉，上面放一个盘，盘底下铺点儿葱和姜，然后把昨天腌好的鸭子摆在盘里，浇点儿白酒，上锅大火蒸 15 分钟，蒸的时候我们可以用一个小碗调点儿料汁，里面放点儿冰糖、黄酒。

15 分钟以后揭开盖，冒冒汽以后，把调好的冰糖和黄酒均匀地抹在鸭子的表面，一个是入味，再一个是色泽会变得好看。然后继续盖上盖大火蒸，至少蒸 45 分钟，之后就可以出锅了。

出锅以后把鸭子放在案板上切成块，这时你能看到它经过腌制的皮是白的，肉变红了，还有人说骨头绿了，那我倒没见过。

讲究的吃法，把盘中蒸鸭子的水留下，加点儿大料和桂皮，再回一下锅煮几分钟，然后过滤掉所有的残渣，调点儿味，浇在要吃的鸭子身上。也可以不浇，一般我在农贸市场买的盐水鸭都拿料汁浇一下，但里面放了鸡精、味精，吃了以后让人直恶心。自个儿做得就放心，浇一下汁，还可以拌点儿蒜末，觉得味道不够的时候蘸一下吃。其实不蘸也行，盐水鸭就这么好吃。

5 使：香辣萝卜条

最后一道菜用点儿辛辣的味道。前两道是补肺的，偏酸，第三道是泻肺的，偏咸，最后要吃点儿香辣的用于宣发。

我选了白萝卜，把白萝卜洗好改刀，切成筷子粗细的段，再放到盆里撒上盐，腌制两三个小时，然后把腌出来的咸水倒出去，用清水快速地把萝卜条洗干净，接着找一个竹篦子或席子，放在太阳底下让萝卜条自然风干。一般需要半天或一天的时间。

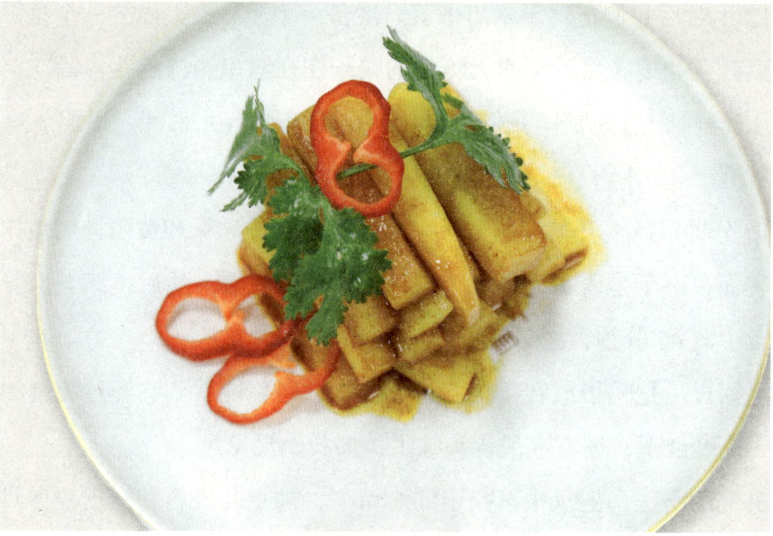

香辣萝卜条

然后将风干的萝卜条收到盆里，用半勺五香粉和一勺辣椒面拌。拌好后准备一勺菜籽油，将菜籽油在勺里烧开，浇在辣椒面和五香粉上面，再在盆里倒点儿白酒、醋、生抽，继续搅拌，搅拌好以后最好放半天，半天后随吃随取，这就是自制的无添加剂的咸菜。

祝大家用膳“怡”！

第17章

霜降北方膳

霜降的北方膳，推荐一个北京的著名的小吃，卤煮火烧，也叫卤煮。卤是用香料卤猪下水和五花肉做的；火烧是烙饼、烧饼。将卤和火烧一同煮在大卤锅里就是卤煮火烧。

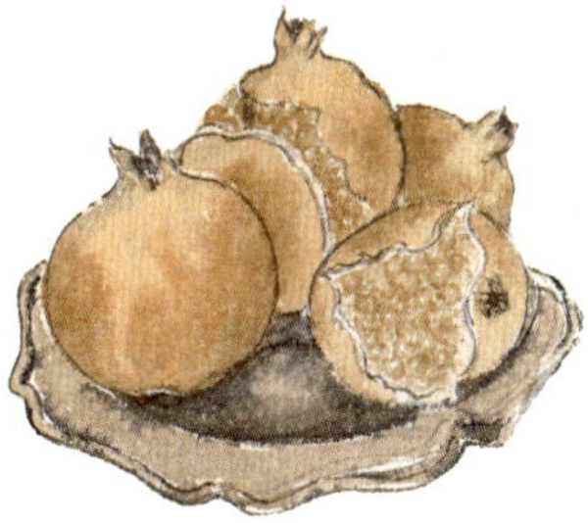

1 君：卤煮火烧

霜降的北方膳，推荐一个北京的著名的小吃，卤煮火烧，也叫卤煮。卤是用香料卤猪下水和五花肉做的；火烧是烙饼、烧饼。将卤和火烧一同煮在大卤锅里就是卤煮火烧。

为什么推荐卤煮火烧？因为肺和大肠正应秋季，下一节气就要立冬了，赶在秋天把肺和大肠补一下。肺和大肠相表里，都属于金，主皮毛，主肃降，主宣发，通调水液，下输膀胱，是一个很重要的器官。

卤煮火烧是一个非常接地气的吃食。“五谷为养”，里面有烧饼；“五畜为益”，有肉、下水，还有香料、佐料、酱料，所以，卤煮火烧是一个既有主食又有主菜的食品。热乎乎地捧着一碗，加点儿蒜泥、酱豆腐、辣椒油，吃进去充饥、除饿、解馋、过瘾。

我第一次吃卤煮火烧，觉得这是人间美味。后来我们就学着做，我们西餐课的王德利老师做得一手好的卤煮火烧，在这里我把我做卤煮火烧的心得给大家分享一下。

做卤煮火烧得先准备一块五花肉，一个新鲜的肺和一条大肠，如果是现杀的猪，要把连着气管的肺拿回来，放水管上冲，直到把肺洗成大白肺。然后在上面戳几个眼透气，最后切成块。另外处理大肠，洗干净。

肺切成大块，五花肉和肠子不要切成块，用整条肠子去卤。

准备大料、桂皮、花椒、香叶，还有豆蔻、砂仁等香料，用小火把香料微微煸炒。煸炒出香味以后拿纱布包起来，准备卤的时候用。然后锅里放油，先放豆豉，加上葱、姜、蒜一起煸，豆豉煸出香味以后，小碗中放点儿干黄酱，加点儿黄酒澥开，然后把黄酱倒进去，再翻炒几下。加开水，把锅里盛满，把切好的肺和整条肠放进去。

大火烧开，放入卤包，加点儿黄酒、陈皮去腥，然后小火保持微开的状态，卤 1.5 ～ 2 小时。有人说用高压锅卤行不行？我试过，但用高压锅卤过的肉糟烂，没有弹弹的感觉。还是用大铁锅，然后盖上盖卤。

肉在锅里卤的时候，咱们要做点儿事——两个准备工作，一个是准备油炸豆腐，要买卤水豆腐，硬的豆腐，不是南方那种软豆腐，卤水豆腐切成长方形的块，锅里放入菜籽油或花生油，油温要高，把白豆腐一片一片放进去让它定型，当然买现成的油炸豆腐也行，我个人认为还是在家里做，现吃现做最香。油炸豆腐放着备用；另一个准备是用平锅烙火烧。火烧是死面的，不是发面的。如果你吃羊肉泡馍或拿发面的烧饼做卤煮，基本上就煮成烂糊糊了。我在陕西、甘肃吃的羊肉泡馍，就是死面的。在山西和甘肃也吃过发面饼的羊肉泡馍，他们叫水盆羊汤，不一样。

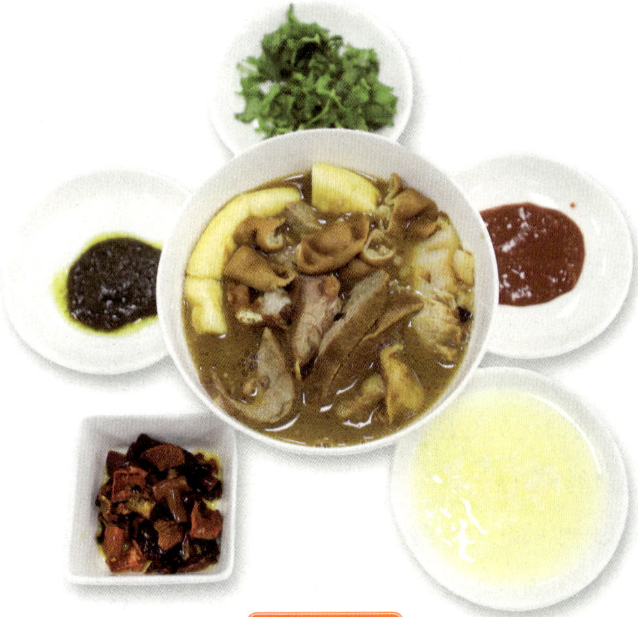

卤煮火烧

死面的火烧耐煮、有嚼头，而且耐饥抗饿。温水和面和好了，饧一会儿切成小面剂子。锅里放油，把剂子摊平，做成一个火烧，火烧两边变成黄褐色时铲出备用，注意不要烙焦。

剩下的工作就是捣蒜泥、切好香菜、准备点儿腐乳，北方的腐乳是红方，上面有红的发酵的曲，南方的腐乳也有曲，是白色的。咱们还是准备点儿北方红曲的腐乳。

肺和大肠卤好后将五花肉整块放进去，大火烧开后把炸好的豆腐和烧饼整块放进去，再煮 20 ～ 30 分钟，到烧饼能浮起来就可以吃了。

卤煮火烧要现吃现切。准备大碗，先切火烧，切成菱形块铺底；第二层，豆腐切成块；第三层就是切肺块；第四层放猪大肠，翻着油带着油花的猪大肠；最上面放两片五花肉。把蒜泥放上去，把红的腐乳汁浇上去，再把香菜撒上去，最后拿勺烧点儿菜籽油，里面放几个干辣椒段，炸得偏熟一点偏黑一点，把辣椒油往碗里一浇，卤煮火烧就成了。

火烧、炸豆腐是主食，“五畜为益”，里面有猪肉，烧饼有嚼头，吸饱了汤汁，油炸豆腐皮香，里面也嫩。吃一碗真是美极了。

2 臣：酸菜土豆丝

前面介绍的卤煮火烧，主食和主菜都有了，后面的三道配菜，配一些解腻、爽口、助消化的。臣菜准备做一道酸味的酸菜炖土豆或酸菜土豆丝、酸菜土豆丝汤都行。

先买点儿现成的北方酸菜，改一下刀，菜帮子厚的地方多片一刀，最后切成丝，拿清水泡一下，然后把它攥干，这样就不会特别咸。土豆切成条、块、丝都行，因为秋天是吃根茎类的，土豆、山药、红薯都是很好的

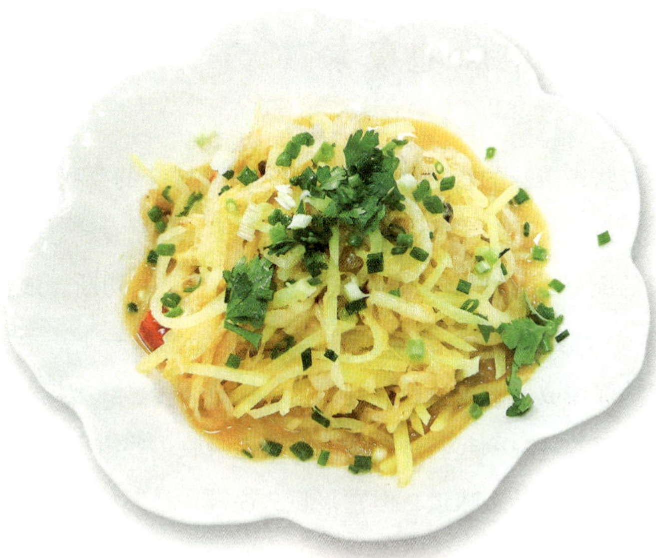

酸菜土豆丝

补肺食材，还能益气通便。

食材都准备好以后锅里下油，我原来说过做素菜要用荤油，但前面的卤煮火烧太荤了，所以做这道菜就用点儿菜籽油或花生油。锅里放葱、姜、花椒爆香，愿意吃点儿辣的，可以放点儿辣椒一起爆香，然后把酸菜放进去翻炒，炒出香味以后加开水没过，把土豆丝放进去。土豆切成丝、切成条后要过一下水，把上面的淀粉清洗一下，这样就不会粘锅，而且拿水泡了以后土豆不会变黑。

有人说把土豆丝放进去，跟酸菜一起煸炒行不行？也可以，没有太大区别，这其实是道烩菜或炖菜。出锅的时候可以调一下味，放点儿香油，因为酸菜本身就很咸，而且有酸味，不需要再加盐了。吃这道菜就是为了吃完卤煮以后爽一下口，解一下腻。

3 佐：雪里蕻地皮菜

佐菜是咸味，咸味的食物能鼓舞人的心气。咸味的菜我推荐雪里蕻、地皮菜。

把买来的腌好的雪里蕻在清水里投洗几遍攥干、切断。地皮菜一般都是干品，我们把里面的草土洗干净，拿凉水先泡发一下。锅里下菜籽油，然后把洗好切成段的雪里蕻放到锅里，用葱、姜、辣椒煸炒出水，快出锅前把地皮菜放进去一起翻炒，让地皮菜能吸收一些雪里蕻的咸味和鲜味。地皮菜本身没有什么味道，但它很脆、很糯，是一种很好的滋补肺阴的菜。

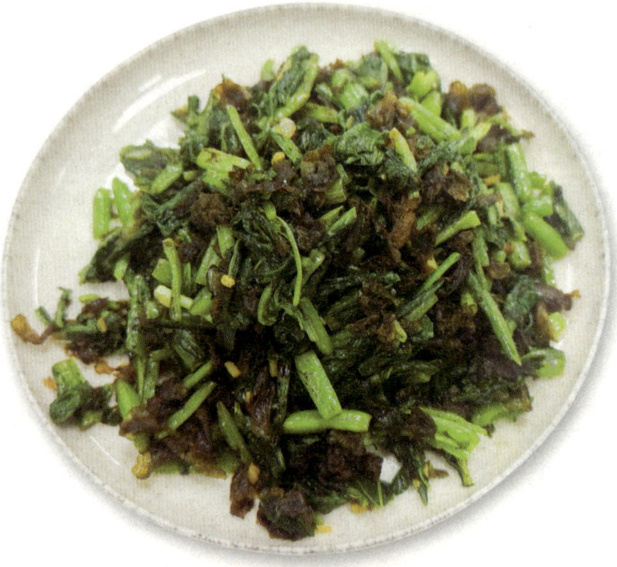

雪里蕻地皮菜

4 使：凉拌沙窝萝卜

使菜给大家调一道辛辣宣发的凉菜。食材选沙窝萝卜，没有的话就买白萝卜，白萝卜最好别去皮，因为皮特别辣。

沙窝萝卜洗干净切成丝，撒点儿盐，放15分钟以后用手把萝卜丝的汁水攥出来，然后过一遍清水，再在里面加点儿糖、醋调味，加点儿酱油调色，最后加点儿辣椒油拌一下。凉拌沙窝萝卜能消食、化积，是一道非常爽口、冷脆的菜。

霜降北方膳配得非常好，前面有热腾腾的卤肉、卤烧饼、卤豆腐，营养丰富。后面酸口的、咸口的、辣口的菜品，口味齐全。这么吃一顿饭，我觉得你的神会很高兴的。

祝大家用膳“怡”！

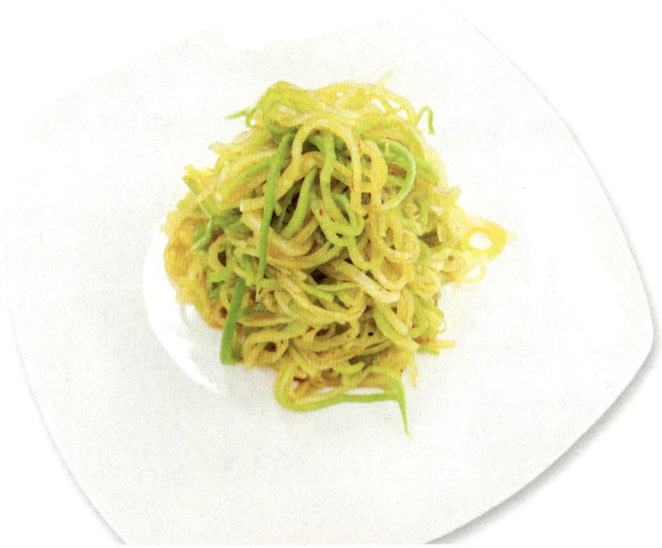

凉拌沙窝萝卜

第18章

霜降南方膳

南方霜降主食，我推荐广式蒸肠粉。肠粉其实跟肠没关系，只不过最后粉皮或米皮包裹起来的样子像肠。肠粉是广东、福建、东南亚地区常见的一种快餐食品，很好吃，肠粉做外衣，里面的馅料可以自己选，一般都选一些精细容易熟的馅料，因为蒸的时间比较短，吃的就是一个新鲜、快速、爽滑。

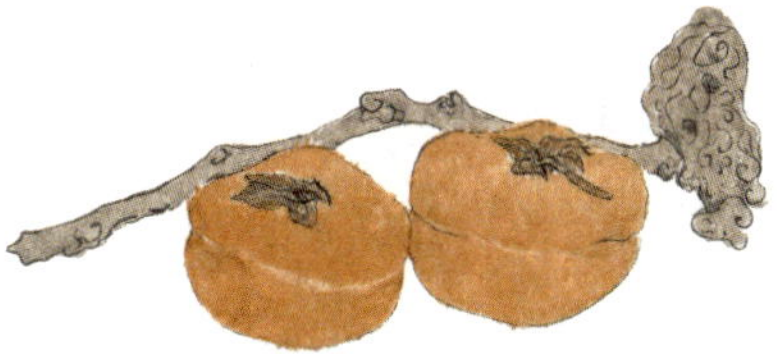

1 君：广式蒸肠粉

南方霜降主食，我推荐广式蒸肠粉。肠粉其实跟肠没关系，只不过最后粉皮或米皮包裹起来的样子像肠。肠粉是广东、福建、东南亚地区常见的一种快餐食品，很好吃，肠粉做外衣，里面的馅料可以自己选，一般都选一些精细容易熟的馅料，因为蒸的时间比较短，吃的就是一个新鲜、快速、爽滑。

大米有各种做法，做河粉也好，蒸米饭也罢，做肠粉也行，都是不同吃法，有河粉、肠粉、猪肠粉各种叫法。北方人吃粉都是土豆粉，就是从山药蛋里提取出来的淀粉，南方人吃的是米粉。

制作蒸肠粉有三个步骤，第一步就是做米浆，买半斤或一斤大米，泡一晚上，第二天用料理机打米浆，打米浆的比例大概是 1:1.5，打好后放着备用。如果没有的话，直接买点儿米粉，跟白面粉一样，超市有卖的，有的直接就是广东肠粉。

肠粉用温水，按照 1:1.5 的比例和开，如果想吃弹性足、爽滑、黏性高一点的，有糯米粉，也有里面加点儿玉米淀粉、红薯粉、木薯粉的，也有加小麦粉的。咱们就纯粹点儿，米粉就行。我个人感觉陈年米做出来更好吃。

第二步，准备馅料。馅料肯定有鸡蛋，碗中先打两个鸡蛋，稍微放点儿盐，打散了放着备用。然后切点儿馅料，可以选新鲜的猪肝、猪肉五花肉或新鲜的虾仁切碎，盛在另一个碗里，放点儿料酒、盐、生抽腌一下，最好再切点儿姜丝放进去，腌 20 分钟。

第三道，做浇汁。如果家里有现成的浇汁，就用现成的；如果没有就

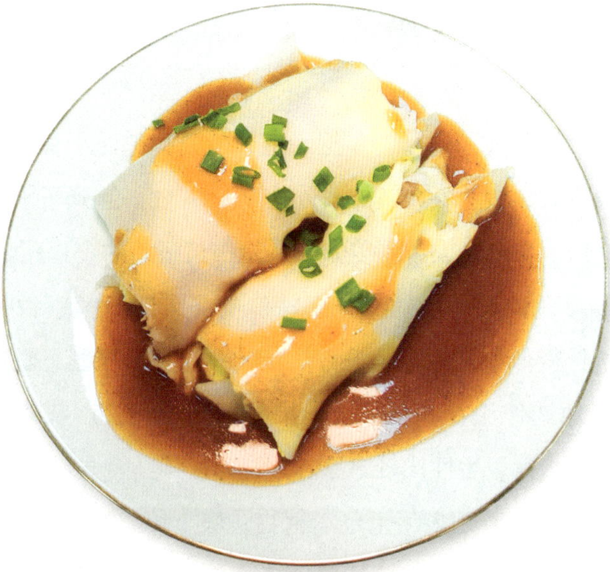

广式蒸肠粉

现做，先倒油炝一下锅，锅里放葱段、葱白，放点儿蒜、姜炒香，放点儿生抽、糖、料酒，然后把葱段、蒜块捞出去，浇汁就准备好了。

三个步骤都做好后就准备蒸。蒸肠粉最好用铁盘子，因为铁的传导性好，如果没有也可以用一般的瓷盘。先把盘子上面涂一层油，蒸一下加热，不涂也行，因为米浆里已经有花生油了。然后均匀地把米浆倒在盘子里，在里面洒上鸡蛋液、葱花还有准备好的馅料，要薄薄的一层，太厚了不易熟。水开以后把盘子放入蒸锅盖上盖蒸，蒸汽足的话 30 秒就能熟，蒸汽不太足 1 ～ 2 分钟蒸熟，到时间后掀开锅盖，把盘子拿出来，用铲子把米粉一推，跟叠被子似的把粉皮、馅料卷在一起，铲起来放在盘子里，连蒸 4 ～ 5 盘，然后把准备好的料汁浇上去趁热吃，很好吃。

2 臣 1：姜母鸭

霜降的主菜，我选了姜母鸭。据考证，姜母鸭起源于福建福州，南方对姜母鸭比较推崇，因为用老姜平衡了鸭子的寒性，起到了平和的补益作用，不至于吃鸭子太寒，或者用姜太热，是一道很好的食疗药膳。

首先说姜母鸭的鸭，当地有一个特殊的品种叫番鸭，番鸭起源于南美，这种鸭子长得似鹅又似鸭，没有国内的鸭子那么肥腻，吃起来非常容易消化，被当地选作滋补的佳品。如果找不到番鸭，用普通的鸭子也可以，因为鸭子是水禽，生性比较寒凉。

再说一下姜母。姜是多年生草本植物，底下留着宿根，1 年生的姜比较嫩，水分比较大，普通炒菜、切菜、拌姜丝都行，而多年生的姜，要生长 3 年以上的老姜，才有资格做干姜。但在福建地区选的姜，跟其他地区吃的生姜又不大一样，它选的是黄姜。我有一个贵州的学生给我寄来一箱

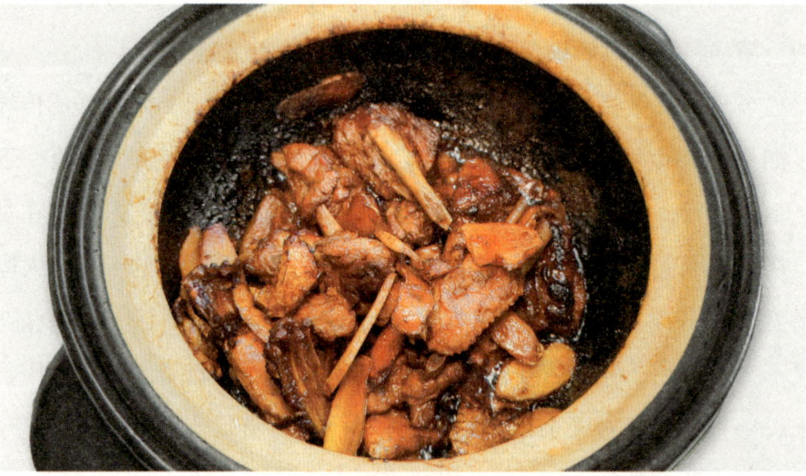

姜母鸭

小黄姜，别看个头小，辣劲真的很冲，我觉得应该作为中药里的生姜来选用。所以咱们选料，选一只鸭子，然后选小黄姜，小黄姜不够，配点儿老姜也行。

除了鸭子和姜，做这道菜还需要麦芽糖、料酒。做姜母鸭有个特点：一滴水不放。把鸭准备好，切段或切块，然后把血水洗干净，准备下锅。做姜母鸭可以不用铁锅，用砂锅或陶瓷锅。先在锅中放入菜籽油，把姜片的一半放进去小火炒，直到炒出香味，姜表面变成黄褐色，接着把洗好的鸭块放进去翻炒，翻炒以后，倒入黄酒或料酒，盖上盖中火煲20分钟。20分钟后掀开锅盖，再放入新鲜的姜片，翻炒后再次加入料酒，并把麦芽糖浇在上面。如果家里实在没有麦芽糖，可以兑点儿红糖水倒进去，去腥味、增加颜色、增强口感。再把锅盖上，煲半小时，姜母鸭就可以出锅了。快出锅前5分钟，调一点儿盐进去，翻炒一下，就可以了。讲究的做法，姜跟鸭块的用量几乎相当。特别有意思的是，当地人几乎连鸭块带姜片都要吃，姜最后浸满了鸭子的肉香。

顺带说一句，广东产妇坐月子吃黄酒炖的鸡，还放点儿姜，其实产妇营养不良的时候可以这么做，但如果给营养过剩的产妇这么吃很容易诱发疾病，如乳痈、乳腺炎，奶水质量也会有问题，可能会给孩子喂得火偏大，影响孩子的生长发育。而姜母鸭就不存在这个问题，因为鸭的寒性跟姜的热性达到了一种平衡。

3 臣2：莲藕炖排骨

主菜做了姜母鸭，配菜以滋补为主，我们选了莲藕排骨汤。这是一道湖北的名菜，非常应秋季进补、滋阴润燥的时令。莲藕排骨汤选的是洪湖出的一种粉藕，这种藕跟土豆一样，有脆的也有糯的，炖莲藕排骨汤吃，就选粉糯的莲藕。粉糯的莲藕一般长相都偏黑、偏老，脆的藕都表皮偏白净、偏小，看着跟小孩胳膊似的。

排骨不用说了，就是猪的肋条骨，既有骨头又有肉，还有筋膜，吃起来比较香。告诉大家一个秘诀，带骨头的肉吃着香，直接吃五花肉、后臀尖、大肘子容易噎着、容易塞着、容易腻着。人还是要恢复一下动物的本能，别戴塑料手套，直接拿手抓着，吃完洗手，这样吃得香。我劝过好几个食欲不好的孩子，给他们家长提的建议就是给孩子啃骨头，而人有探索欲、有进取心，骨头缝里的肉越吃不着越香，这能调动人的积极性。

排骨买回来，剁成麻将块大小，先泡在水里，加点儿面粉，把血沫、血水洗干净。然后用开水焯一下，锅里放几片姜，把排骨放进去煮开，血沫子打出来，把排骨再捞出来。捞出来以后，还有一道工序——先炝锅，

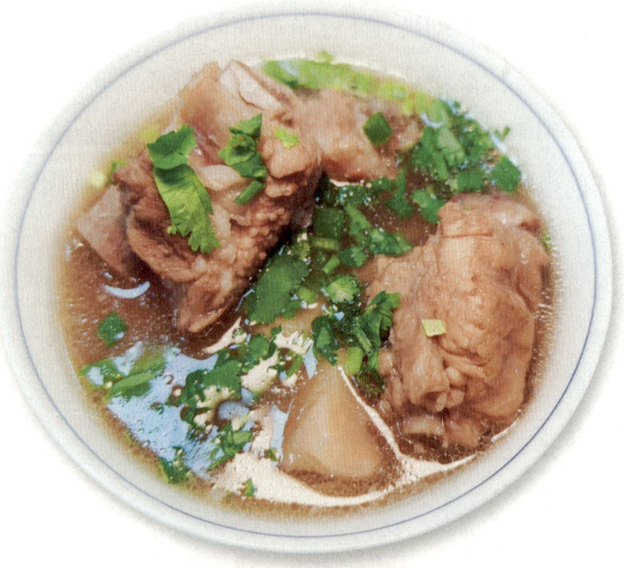

莲藕炖排骨

用葱、姜、蒜都行，不放蒜也行，有人不喜欢蒜味，就放葱、姜把锅爆香，最好是拿猪油爆香，因为排骨的油比较少。最好放几片肥肉，或者拿点儿五花肉，膘比较厚的把它炒成猪油渣，爆香，爆香后把洗好沥干水分的排骨先放进去翻炒，出点儿香味以后拿黄酒烹一下，然后加开水，一次加足，水开以后加莲藕，保持中小火炖。最后加点儿盐，撒点儿香菜或葱花，莲藕排骨汤就可以出锅了。

大家记住，做莲藕的时候最好不用铁锅，铁锅跟莲藕可能有点儿反应，导致莲藕的颜色发黑，还是用煲汤的陶锅、瓷锅比较好。

4 佐：盐焗口蘑

第三道菜要做个反佐，因为前面都是偏滋补、偏酸、偏入肺，第三道菜反佐得调个咸口的，给大家推荐盐焗口蘑。

我在讲蘑菇的时候已经说过了，一定要用新鲜的口蘑，干了的都没用，罐头也没用。新鲜的口蘑洗干净，然后把柱子跟头上的帽子分开，柱子也有用，别扔掉。准备点儿黄油，黄油是从牛奶里提取出来的，做素菜用荤油，然后准备一个平底锅，把黄油放在锅里化开，保持特别小的火，把口蘑的眼朝上一个一个放进去，不要翻动，就在那儿焗它，最后口蘑里出一汪水，每一汪水里稍微撒点儿盐，就成了，然后摆盘。大家吃的时候，别用筷子、勺、叉子，直接拿两根手指一夹，一个口蘑咬到嘴里，那个汤汁的鲜美，令人终生难忘。

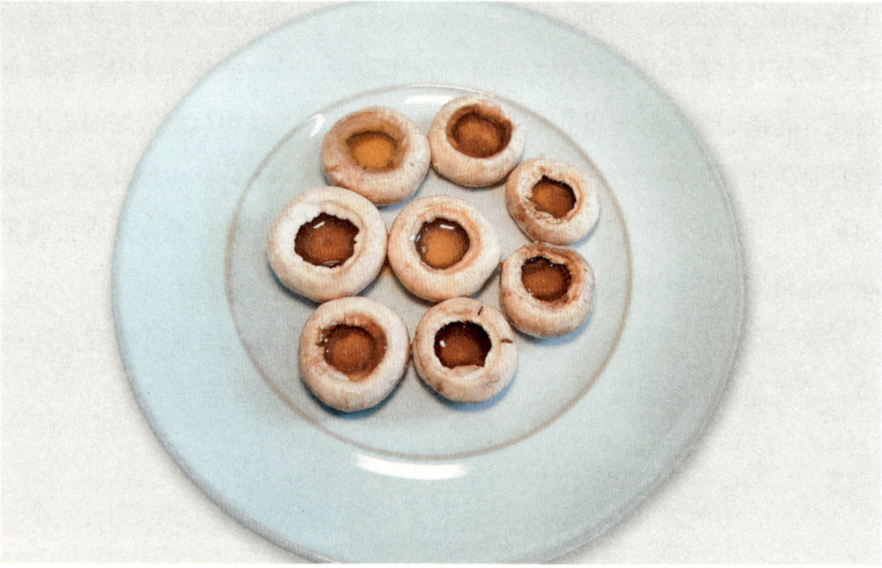

盐焗口蘑

盐焗口蘑的另一个做法，就是把口蘑竖着切成片，锅里放点儿黄油，然后把切成片的口蘑放进去翻炒，撒点儿盐就出锅。也是一个非常简单而且非常好吃的做法。好的食材不需要深加工，做熟了就好吃。

5 使：香辣石花菜

最后一道菜是君臣佐使的使，我们用点儿辛香、香辣的味道，提升一下这套膳食，选了一个滋补佳品——石花菜。

石花菜一般买不到新鲜的，都是干的，用温水泡发，稍微修剪一下，草根、杂质挑拣一下就可以。准备调料汁，底子是生抽，生抽里放点儿姜末、蒜末，倒点儿辣椒油，再倒点儿醋。石花菜泡发以后，我们准备一锅开水，开水里放点儿姜，把石花菜放在里面焯一下，焯的时间不要过长，20 ～ 30 秒就够了。因为石花菜煮的时间长就会变成一锅粥，所以焯完水以后要马上冲凉，放在盘里。把刚才调好的料汁浇上去，喜欢吃辣椒的人可以再放点儿辣椒。想要提味，也可以勺里放点儿菜籽油，炸几粒花椒浇上去。香辣美味的凉拌石花菜做好了，爽口又提神。

祝大家用膳“怡”！

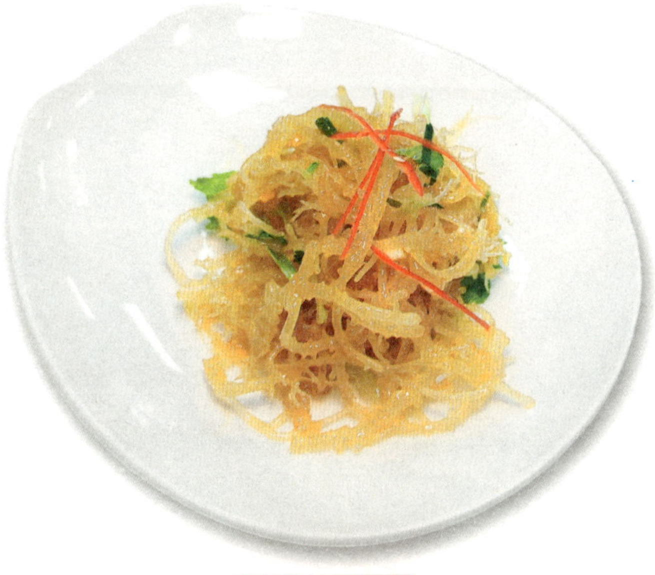

香辣石花菜